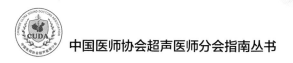

中国医师协会超声医师分会指南丛书

中国妇科超声检查指南

中国医师协会超声医师分会　编著

人民卫生出版社

图书在版编目（CIP）数据

中国妇科超声检查指南 /中国医师协会超声医师分会编著 . —北京：人民卫生出版社，2017

ISBN 978-7-117-24187-8

Ⅰ. ①中⋯　Ⅱ. ①中⋯　Ⅲ. ①妇科病 – 超声波诊断 –指南　Ⅳ. ①R711.04–62

中国版本图书馆 CIP 数据核字（2017）第 038644 号

人卫智网	www.ipmph.com	医学教育、学术、考试、健康，购书智慧智能综合服务平台
人卫官网	www.pmph.com	人卫官方资讯发布平台

中国妇科超声检查指南

编　　著：中国医师协会超声医师分会
出版发行：人民卫生出版社（中继线 010-59780011）
地　　址：北京市朝阳区潘家园南里 19 号
邮　　编：100021
E - mail：pmph @ pmph.com
购书热线：010-59787592　010-59787584　010-65264830
印　　刷：三河市潮河印业有限公司
经　　销：新华书店
开　　本：889×1194　1/32　印张：4
字　　数：103 千字
版　　次：2017 年 3 月第 1 版　2023 年 10 月第 1 版第 11 次印刷
标准书号：ISBN 978-7-117-24187-8/R·24188
定　　价：36.00 元

《中国妇科超声检查指南》编写委员会

组 长

 谢红宁　中山大学附属第一医院

副组长

 戴　晴　北京协和医院

 王莎莎　广州军区广州总医院

组 员（按姓氏汉语拼音排序）

 戴　晴　北京协和医院

 焦　彤　天津市人民医院

 栗河舟　郑州大学第三附属医院

 吕国荣　福建医科大学附属第二医院

 罗　红　四川大学华西第二医院

 马永红　昆明医科大学第一附属医院

 任芸芸　复旦大学附属妇产科医院

 王慧芳　深圳大学第一附属医院(深圳市第二人民医院)

 王莎莎　广州军区广州总医院

 谢红宁　中山大学附属第一医院

 杨　敏　首都医科大学附属北京世纪坛医院

内容提要

　　中国医师协会超声医师分会组织全国本领域的知名专家,在参考国外相关指南、专著及文献的基础上,编写了我国首部妇科超声检查指南。制定本妇科超声检查指南的目的在于为各级医疗机构超声诊断妇科疾病提供技术指导和参照,促进妇科疾病超声诊断的规范化,提高妇科疾病的检出率和诊断率。本指南从总则和常见病种两方面入手,在原则上提供妇科超声检查的基本要求,包括适应证、检查方法和操作手法、仪器设备调节、疾病超声诊断及鉴别诊断要点、注意事项、局限性、报告书写要求及质量控制等内容。妇科超声检查内容可根据疾病诊断的需求及仪器设备进行调整,不仅限于指南涵盖的内容,临床超声检查中还可进行更详细的评估,为妇科临床提供更多有用信息。需强调的是,妇科超声检查不可能检出所有的异常改变,大多数妇科疾病需要密切结合临床病史才能得出较准确的超声诊断。

前　言

中国医师协会超声医师分会自 2007 年成立以来,认真贯彻"监督、管理、自律、维权、服务、协调"的宗旨,积极推进超声规范化工作,先后出版了《血管和浅表器官超声检查指南》(2011 年)《产前超声和超声造影检查指南》(2013 年 3 月)《腹部超声检查指南》(2013 年 8 月)《介入性超声检查指南》(2014年 4 月)、《超声心动图检查指南》(2016 年 1 月),为规范超声医师的诊疗行为起到积极的作用。

为了促进妇科疾病超声诊断的规范化,提高妇科疾病的超声检出率和诊断正确率,应广大超声医师要求,中国医师协会超声医师分会于 2016 年 1 月成立了《中国妇科超声检查指南》编写委员会,2016 年 1 月 19 日在广州正式启动《中国妇科超声检查指南》的编写。编写委员会由 11 位妇科超声的知名专家组成,谢红宁教授担任组长。

本指南是我国首部妇科超声检查指南,在编写《中国妇科超声检查指南》的过程中,编写委员会做了大量的细致的工作,广泛征求意见,结合国内外相关指南和文献,根据我国的妇科超声检查现状,通过电子邮件、微信和视频会议多次交流沟通,对指南进行反复的讨论和修改,形成了指南的初稿,在2016 年 10 月召开了《中国妇科超声检查指南》修订研讨会,由超声分会领导班子及编写委员会对初稿进行了讨论定稿,并提出修改意见,会后编写委员会根据专家提出的意见,并根据相关专家的建议,又再次进行了修改。

历经一年多时间,《中国妇科超声检查指南》终于面世,这是中国医师协会超声医师分会在推动中国超声事业发展过程中的又一贡献,相信本指南的推出一定会为广大超声医师规范妇科超声检查,提高诊疗水平做出贡献。在此,谨代表中国医师协会超声医师分会向以谢红宁教授为组长的编写委员会表示感谢,同时也向积极支持指南编写的超声界专家、前辈及各位同仁表示衷心的感谢。

由于时间仓促、知识面有限,书中难免存在一些不足或不成熟的观点,欢迎广大超声医师提出宝贵意见,以便于今后再版或修订。

中国医师协会超声医师分会

何　文　唐　杰

2017 年 2 月

目　　录

第一章　总论……………………………………………… 1

　　第一节　基本要求　………………………………… 1

　　第二节　妇科超声检查适应证　…………………… 2

　　第三节　妇科超声检查申请单　…………………… 2

　　第四节　妇科超声检查途径和方法　……………… 2

　　第五节　妇科超声检查技术规范总则　…………… 5

　　第六节　妇科超声检查报告　……………………… 6

第二章　正常女性生殖器官的超声检查…………………… 8

　　第一节　育龄期女性的子宫卵巢　………………… 8

　　第二节　青春期前女性的子宫卵巢　……………… 12

　　第三节　绝经期女性的子宫卵巢　………………… 13

第三章　子宫体及肌层病变的超声诊断………………… 16

　　第一节　先天性米勒管发育异常　………………… 16

　　第二节　子宫腺肌病　……………………………… 22

　　第三节　子宫肌瘤　………………………………… 24

　　第四节　子宫肉瘤　………………………………… 28

　　第五节　妊娠滋养细胞肿瘤　……………………… 29

第四章　子宫腔与子宫内膜病变的超声诊断…………… 32

　　第一节　子宫内膜增生症　………………………… 32

　　第二节　子宫内膜息肉　…………………………… 33

　　第三节　子宫内膜癌　……………………………… 35

　　第四节　葡萄胎　…………………………………… 37

第五节　流产后组织物残留 …………………… 39
第六节　宫内节育器 ……………………………… 41
第七节　子宫穿孔 ………………………………… 44
第八节　其他 ……………………………………… 45

第五章　子宫颈病变的超声诊断 ……………… 48
第一节　慢性宫颈炎 ……………………………… 48
第二节　宫颈肌瘤 ………………………………… 50
第三节　宫颈癌 …………………………………… 51

第六章　异常早期妊娠与产褥期的超声诊断 … 53
第一节　早期妊娠流产 …………………………… 53
第二节　异位妊娠 ………………………………… 55
第三节　产褥感染与晚期产后出血 ……………… 61

第七章　卵巢病变的超声诊断 ………………… 64
第一节　卵巢肿瘤概述 …………………………… 64
第二节　卵巢瘤样病变 …………………………… 65
第三节　良性卵巢肿瘤 …………………………… 69
第四节　恶性卵巢肿瘤 …………………………… 77
第五节　卵巢肿瘤的良恶性鉴别诊断 …………… 81
第六节　其他卵巢病变 …………………………… 82

第八章　输卵管病变的超声诊断 ……………… 87
第一节　急、慢性盆腔炎症 ……………………… 87
第二节　原发性输卵管癌 ………………………… 90

第九章　外阴、阴道病变的超声诊断 ………… 92
第一节　外阴、阴道先天性发育异常 …………… 92
第二节　阴道壁囊肿 ……………………………… 95
第三节　阴道肿瘤 ………………………………… 96

第十章　其他盆腔、盆底病变的超声诊断 …… 98
第一节　盆腔子宫内膜异位症 …………………… 98
第二节　子宫切除术后盆腔 ……………………… 100
第三节　盆底功能障碍性疾病 …………………… 103

第十一章　生殖与不孕超声…………………………………… 108

第一节　不孕症中卵巢功能的评估　…………… 108

第二节　不孕症中输卵管通畅性的评估　………… 112

第三节　不孕症中子宫内膜容受性的评估　……… 112

第四节　卵巢过度刺激综合征　………………… 113

参考文献………………………………………………… 115

第一章 总 论

第一节 基本要求

（一）妇科超声检查人员资质

独立进行妇科超声检查人员必须取得执业医师资格。

（二）仪器设备

女性盆腔超声检查的超声仪器设备应配备经腹扫查探头和腔内（经阴道）探头。超声探头应调至合适的频率,需注意兼顾最合适的分辨力和穿透力。

（三）质量控制

应建立妇科超声检查质量控制制度,建立图像质量控制和随访追踪制度,质量控制标准与中国医师协会超声医师分会指南标准保持一致。

（四）安全性

目前没有证据表明女性盆腔超声检查、经阴道超声检查对女性生殖系统、早孕胚胎有不良影响,但女性盆腔超声检查仍应遵循"最小剂量"原则,即完成该检查尽可能使用最小超声能量,调整超声的输出功率及探头频率时尽量减少被检查者的超声暴露时间。

采用经阴道超声检查应注意定期消毒探头,探头上使用一次性消毒隔离套,并涂抹消毒耦合剂,防止交叉感染。

（五）保护隐私

尊重病人隐私,检查空间相对隐蔽;不与无关人员谈论病人隐私,注意保护患者隐私。

第二节　妇科超声检查适应证

妇科超声检查包括但不局限于以下适应证:

1. 下腹部疼痛及痛经。

2. 盆腔占位性病变诊断。

3. 内分泌异常,包括月经周期异常、不规则阴道流血及多囊卵巢综合征。

4. 正常早孕及异常早期妊娠的诊断及鉴别诊断。

5. 原发或继发性不孕症的盆腔检查及排卵监测。

6. 妇科检查不满意时评估盆腔。

7. 其他影像学检查可疑盆腔异常。

8. 可疑先天性生殖道畸形。

9. 评估术前、术后盆腔结构。

10. 术后、分娩后或流产后阴道出血、盆腔疼痛及感染等。

11. 了解宫内节育器情况。

12. 恶性肿瘤高风险人群定期检查。

13. 盆底功能障碍性疾病患者的盆底观察。

14. 手术或介入治疗的术中监测。

第三节　妇科超声检查申请单

妇科超声检查的书面或电子申请单应由有资质的医生出具,申请单上应提供详细的临床信息,包括简要病史、症状、体征、妇科检查、近期超声检查结果以及相关实验室检查结果等,以供妇科超声检查人员参考,更有针对性地进行超声检查。

第四节　妇科超声检查途径和方法

妇科超声诊断的准确性很大程度上取决于能否选择合适

的检查途径和方法。检查途径包括经腹壁扫查、经阴道扫查、经直肠扫查及经会阴扫查。超声方法包括灰阶超声、多普勒超声、三维超声和超声造影等。

（一）妇科超声检查途径

1. 经腹壁扫查 除腹部有尚未愈合的伤口不宜经腹扫查外，无其他禁忌证。经腹扫查范围广，但对盆腔内小病灶分辨力较差，检查结果易受被检查者腹壁脂肪、子宫位置等条件的影响。被检查者应适度充盈膀胱，以避免肠气干扰盆腔内子宫、附件的观察，应注意膀胱过度充盈亦会影响检查结果，膀胱充盈达宫底水平为宜。

2. 经阴道扫查 经阴道扫查是重要的妇科超声检查途径，探头与盆腔器官接近，图像分辨力高，可获得更丰富、更准确的诊断信息；无需充盈膀胱，检查不受肥胖及盆腔器官位置改变的影响；对已婚女性建议常规采用此方法。但此检查途径不适用于无性生活史者。

3. 经直肠扫查 适用于无性生活史、阴道闭锁等不适宜经阴道超声检查者。

4. 经会阴扫查 主要适用于幼女、老年女性盆腔脏器脱垂、盆底超声检查等。

（二）妇科超声检查前准备及检查体位

1. 经腹扫查 需适度充盈膀胱，一般情况下，膀胱上界与子宫底部水平一致效果最佳，被检查者取仰卧位并暴露下腹。

2. 经阴道、经直肠、经会阴扫查 需排空膀胱，应使用一次性铺巾置于被检查者臀部下方，被检查者取截石位并暴露外阴部，经直肠扫查时被检者取侧卧位屈膝或截石位，暴露肛周部。

（三）妇科超声检查方法

1. 经腹扫查 将探头置于被检查者下腹部，对子宫、卵巢及附件区进行矢状面、横切面、斜切面等多切面扫查。

2. 经阴道扫查 先将探头隔离套套于腔内探头上，可在探头隔离套内、外放少量无菌耦合剂以润滑便于操作,然后轻轻将探头置于被检查者阴道内。扫查子宫时将探头置于阴道前或后穹窿部,对子宫及宫颈进行矢状切面、横切面及斜切面连续扫查。扫查卵巢时,将探头移至阴道侧穹窿处,对卵巢及附件区进行连续多切面扫查。必要时可在下腹适当加压,将附件结构推向探头方向,以获取更清晰的图像。

3. 经直肠扫查　探头准备同"经阴道扫查",轻轻将探头经肛门置于被检查者直肠内,根据子宫和卵巢的位置适当移动探头或在下腹部适当加压以获取清晰图像。

4. 经会阴扫查　可选用腔内探头、经腹探头或高频线阵探头,套上探头保护套后,探头置于会阴处,行左右、上下扫查。

(四) 妇科超声技术方法

1. 灰阶超声　灰阶超声是所有超声扫查的基础,适用于所有妇科超声检查。经腹超声扫查探头频率 3.5~5MHz;经直肠或经阴道超声探头频率 7~9MHz。

2. 多普勒超声　多普勒超声包括彩色多普勒血流显像(color Doppler flow imaging,CDFI)及频谱多普勒超声,用于观察盆腔脏器和病灶的血流动力学特征,辅助鉴别良恶性病变。

3. 三维超声　三维超声为评估病变提供三维成像信息,包括评估宫腔形态、肿块与宫腔的关系、鉴别先天性生殖道畸形、宫内节育器的形状和位置,以及观察盆底结构等。

4. 实时三维超声子宫输卵管超声造影　可用于评估生殖系统发育异常、双侧输卵管通畅度,具体参见中国医师协会超声造影相关指南。

5. 经周围静脉超声造影　在有条件的机构可以采用经周围静脉超声造影对女性盆腔疑难疾病进行辅助诊断,如盆腔肿块来源、子宫恶性病变浸润程度评估等,但需严格掌握适应证及禁忌证,具体参见中国医师协会超声造影相关指南。

6. 妇科疾病超声介入性诊治　参见中国医师协会超声介入相关指南。

第五节 妇科超声检查技术规范总则

妇科超声检查应包括以下所述女性盆腔内各器官及解剖结构。

(一) 子宫

检查子宫时需观察并记录以下内容:

1. 子宫体 应测量子宫体长径、前后径和横径三个径线。观察并记录子宫外形轮廓是否清晰、规整,有无变形。

2. 子宫内膜 应观察内膜形态、回声特征及测量子宫内膜厚度。育龄期女性子宫内膜厚度及回声随月经周期发生变化,若子宫内膜与月经周期明显不相符应做出提示。

3. 子宫肌层 应观察子宫肌层的回声特征,是否均匀,有无占位。

4. 宫颈 观察宫颈与子宫体的连续关系以及宫颈肌层和宫颈管的结构,有无占位。有需要时测量宫颈长径、前后径和横径。

(二) 附件(卵巢、输卵管)

1. 卵巢 卵巢位于子宫体两侧外上方,但位置多变,检查时应连续多切面扫查整个卵巢。应了解不同年龄段、月经周期中不同时期的卵巢变化特征,根据病情需要,观察和描述卵巢内卵泡情况。

2. 输卵管 输卵管细而弯曲,位置多变,周围被肠管遮盖,正常情况下不能显示。当盆腔或输卵管有积液时,输卵管方可显示出来,超声检查要作相应描述。

(三) 子宫直肠陷凹

正常情况下可有少量生理性积液,无临床症状及体征一般不予超声提示。超声检查应观察有无异常积液、局部有无占位病变。

(四) 子宫、附件占位病变

若发现子宫肌层、宫腔、附件以及子宫直肠陷凹有占位性病变,应明确该病变与卵巢和子宫的关系,并描述其声像图特征,测量其大小,观察病灶边界、形态、内部回声,并借助多普勒超声评估病变的血供特点。需随访或手术治疗的病灶至少应测量其最大切面的两个垂直径线。若宫内有节育器,则应描述节育器位置。

(五)阴道

经腹扫查观察膀胱及尿道后方的阴道气线及周边的低回声阴道壁;经阴道扫查时探头缓慢进入阴道的同时应注意观察阴道通畅性、阴道内及阴道壁有无占位病变。

第六节　妇科超声检查报告

诊断信息丰富而严谨的超声报告对病人后续得到高质量的医疗处理是非常必要的。有条件应永久保存超声检查图像及报告,建议存储所有异常图像,超声图像中应显示被检查者基本信息、仪器设备信息、检查时间等,解剖位置空间关系应根据病情要求进行标示。超声报告中应详细描述超声所观察到的声像图特征。妇科超声检查报告书写内容包括:

1. 一般内容　检查方式:经腹、经阴道、经直肠、经会阴;技术方法:灰阶超声、彩色多普勒及频谱多普勒超声、三维超声、经腔道或经周围静脉超声造影。

2. 妇科超声检查描述　子宫位置、大小、轮廓;肌层回声是否均匀,有无占位;子宫内膜厚薄、回声是否均匀,宫腔有无占位;宫颈长度、宫颈管有无占位;双侧卵巢回声是否正常,有无占位;双侧附件区有无占位;阴道有无异常。对异常的声像应描述并记录其部位、大小、形态、内部回声特征,及其周边、内部彩色多普勒及频谱多普勒特征。

3. 妇科超声检查图像资料　建议采集、留存与超声检查描述相对应的、能够代表病灶回声特征和反映病灶与正常脏器关系的图像,包括子宫体、宫颈的矢状切面和横切面,双侧卵巢切面,病灶最大切面及病灶与子宫、卵巢关系切面。

4. 超声提示　应先做出明确的物理声像图诊断,包括病灶的位置、可能的来源及声像图特征(囊性、实性或囊实性)等,然后结合临床资料和检查者的临床经验尽可能给予较准确的超声提示,但在给予超声诊断性结论时应谨慎,不能明确诊断意见时,可只给予病变定位和物理声像诊断,并可建议转诊、随访复查或其他进一步检查。

第二章　正常女性生殖器官的超声检查

第一节　育龄期女性的子宫卵巢

【检查方法】

检查途径可采用经腹、经阴道、经直肠超声检查。扫查方法参见第一章总论第四节。

【正常声像图表现】

1. 子宫及肌层　在子宫矢状切面、横切面扫查宫体和宫颈，子宫形态规整，轮廓清晰，肌层呈均匀等回声(图 2-1)。CDFI 显示子宫肌层条状、星点样分布的血流信号。

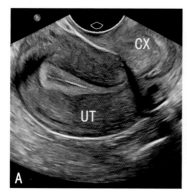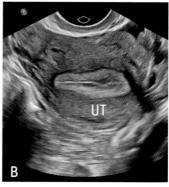

图 2-1　子宫矢状切面和横切面声像

A. 子宫正中矢状切面;B. 子宫横切面。UT:子宫体;CX:宫颈

2. 子宫内膜 子宫内膜回声及厚度随月经周期发生变化:①月经期(月经周期第 1~4 天):内膜由回声不均匀变为均匀整齐的带状中、高回声,宫腔闭合线呈线状高回声;②增生期(月经周期第 5~14 天):内膜呈"三线征",由宫腔线和内膜基底层与子宫前后壁间的界线构成,内膜呈均匀低回声;③分泌期(月经周期第 15~28 天):内膜呈均匀的中、高回声(图 2-2)。

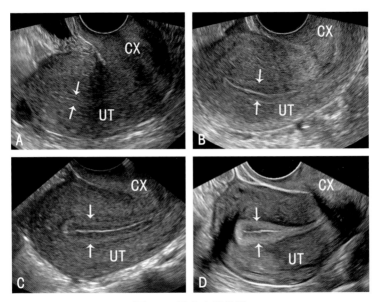

图 2-2 子宫内膜分期

A. 月经期子宫内膜;B. 增生期子宫内膜;C. 分泌早期子宫内膜;D. 分泌晚期子宫内膜。UT:子宫体;CX:宫颈;箭示子宫内膜

3. 卵巢 ①月经期:双卵巢内可见数个窦卵泡(图 2-3),卵泡直径在 3~7mm;②增生期:一侧卵巢内可见优势卵泡发育,直径可达 18~24mm,另一侧卵巢可无明显改变;③排卵期:一侧卵巢内优势卵泡因排卵转变为黄体,形成不规则环状低回声,其内透声差,壁厚。排卵前在优势卵泡壁上可见彩色血流信号,频谱多普勒可测到低阻血流。排卵后优势卵泡塌陷,转变为黄体,其周围可见环状血流信号,频谱多普勒为低阻血流频谱。

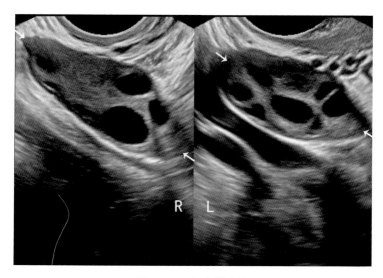

图 2-3　双侧卵巢声像

R:右侧卵巢;L:左侧卵巢

根据黄体囊内出血量的不同和检查时间不同,黄体内回声可为无回声、网状低回声或云雾状不均回声等(图 2-4)。

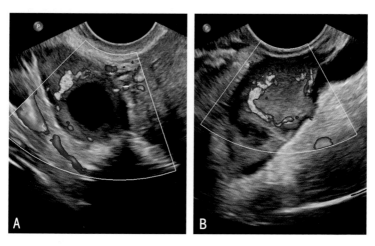

图 2-4　卵巢内黄体声像

A.卵巢内黄体呈液性无回声,周围环状血流信号;B.卵巢内黄体呈实性稍高回声,周围环状血流信号

【测量方法】

测量方法见图2-5。

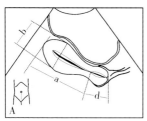 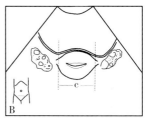

子宫矢状切面 子宫横切面
测量子宫长径、前后径、宫颈长径 测量子宫横径

图2-5 子宫测量方法示意图

a:子宫长径;b:子宫前后径;c:子宫横径;d:宫颈长径

1. 宫体测量 取子宫正中矢状切面,以清楚显示宫腔线和宫颈管线相连为标准矢状切面。长径为宫底部至宫颈内口的距离,育龄期正常参考值为 5.0~7.5cm;前后径为与宫体长径相垂直的最大前后距离,育龄期正常参考值为 3.0~4.5cm;横径测量取近子宫底部的横切面,显示宫腔线最宽处,沿两侧宫角处稍下方测量宫体两侧的最大横径,生育年龄正常参考值为 4.5~6.0cm。一般子宫体三条测量径线之和小于 15.0cm。

2. 子宫内膜测量 在子宫体长径、前后径测量的同一平面测量子宫内膜厚度,为前后两侧的双层内膜的厚度。若有宫腔积液,应分别测量前、后壁内膜厚度。育龄期内膜厚度一般不超过 12mm。随月经周期有所变化:月经期内膜厚度约 2~3mm,增生早期(第 5~7 天)内膜厚度约 5~6mm,增生中期(第 8~10 天)内膜厚度约 7~8mm,增生晚期(第 11~14天)内膜厚约 9~10mm,分泌期(第 15~28 天)内膜厚度可达12mm,偶可达 15mm。子宫内膜厚度存在个体差异,变异较大。

3. 子宫颈测量 在子宫体长径、前后径测量的同一平面测量宫颈长径,宫颈长径为宫颈内口至外口的距离,前后径为垂直宫颈管纵轴的最大前后距离,横径取宫颈横切面最大宽径。宫颈长度变异较大,非孕期一般在 20mm 左右,宫颈无明显病变时测量意义不大。

4. 卵巢测量　由于卵巢呈类椭圆形,且位置不固定,测量卵巢大小时,应显示卵巢最大切面测量其长径、宽径,在其垂直切面测量厚径。因卵巢随卵泡发育大小有较大变化,一般情况下卵巢测量不作为常规要求。

【注意事项】

1. 经阴道超声扫查时,若子宫过大或卵巢位置过高,应联合经腹扫查,以免漏诊较大盆腔包块。

2. 测量子宫体长度和子宫颈长度时,如果宫腔内膜线或宫颈管线弯曲,应该沿弯曲线分节段测量并累加。

3. 卵巢随生理周期不同超声声像图可发生较大改变,故卵巢生理性囊肿、出血性黄体应注意与其他病理性卵巢病变相鉴别。

第二节　青春期前女性的子宫卵巢

【检查方法】

青春期前包括新生儿期、婴幼儿期、儿童期、青春前期,主要采用经腹超声检查法,必要时可行经会阴或经直肠超声检查,采用高分辨力探头效果佳。

【正常声像图表现】

1. 子宫及宫颈　矢状切面上呈细长形"茄子"状,肌层呈均匀稍低回声,局部放大可显示宫腔内膜线样回声,宫颈下方可显示阴道气线。CDFI 显示子宫内无明显血流信号。从出生到青春前期,正常子宫发育规律为宫体增大速度较宫颈快,因此子宫体与宫颈长度的比例从 1:2 → 1:1 → 2:1。月经来潮前子宫内膜无周期性改变,较难分辨(图 2-6)。

2. 卵巢　双侧卵巢内可显示蜂窝状细小无回声的卵泡结构,最大直径一般不超过 5mm。CDFI 显示卵巢内无明显血流信号。儿童期卵巢大小约 3mm × 2.5mm × 1.5mm,青春前期

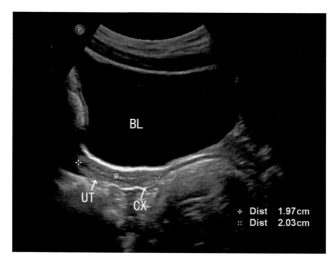

图 2-6　青春期前子宫声像

经腹扫查子宫、宫颈矢状切面。UT：子宫体；CX：宫颈；BL：膀胱。测量键显示宫体和宫颈长径

卵巢大小接近育龄期。

【注意事项】

1. 选择适宜的高频探头，禁用经阴道超声检查。

2. 婴幼儿子宫、卵巢较小，经腹扫查时膀胱不宜过度充盈。

第三节　绝经期女性的子宫卵巢

【检查方法】

检查途径可采用经腹、经阴道、经直肠超声检查。扫查方法参见第一章总论第四节。

【正常声像图表现】

1. 子宫和宫颈　随绝经年份增加，宫体逐渐萎缩变小，肌层回声欠均匀，浆膜下肌层逐渐出现斑点状高回声钙化斑，宫体边界清晰。CDFI 显示肌壁内无明显血流信号。因宫颈缩小不明显,宫体与宫颈比例逐渐接近1:1。

2. 子宫内膜　绝经后内膜无周期性变化,内膜厚度小于5mm,可呈较均匀的稍高回声,也可因内膜机化呈斑点状高回声;有时因绝经后宫颈内口粘连,宫腔内可见少许积液的声像改变,若无临床症状,可视为正常(图2-7)。

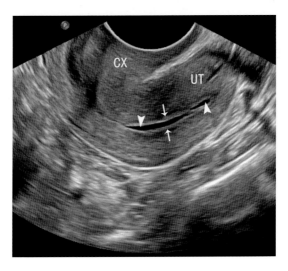

图2-7　绝经后子宫声像

子宫、宫颈矢状切面。UT:子宫体;CX:宫颈;箭示
内膜,箭头示宫腔积液

3. 卵巢　双侧卵巢逐渐萎缩呈实性低回声,难辨卵泡结构(图2-8)。CDFI显示卵巢内无明显血流信号。

【注意事项】

1. 绝经后子宫和卵巢萎缩,建议采用经阴道超声检查,无性生活者可采用经直肠超声检查。

2. 绝经后内膜应注意测量厚度及描述回声特征。

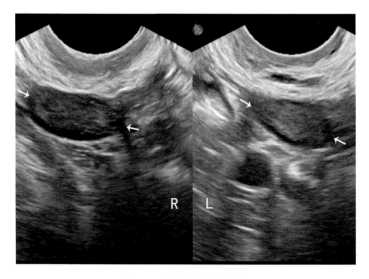

图 2-8 绝经后卵巢声像

R:右侧卵巢;L:左侧卵巢

第三章　子宫体及肌层病变的超声诊断

第一节　先天性米勒管发育异常

【简介】

　　女性生殖系统包括性腺、生殖管道和外生殖器,生殖管道由米勒管发育形成,在胚胎发育过程中米勒管发育停止、双侧米勒管融合失败及中隔吸收不全则导致生殖管道发育异常,称为米勒管发育异常(Müllerian anomalies),表现为子宫、宫颈畸形,因米勒管发育异常不影响卵巢发育,双侧卵巢多无异常表现。米勒管发育异常可合并泌尿系统的异常,如异位肾、单肾等。

【扫查方法】

　　经腹二维超声扫查能够显示子宫外形轮廓、宫腔内膜形态,经阴道或经直肠扫查能够较清晰显示宫颈管的形状,两者结合能够诊断大部分的子宫、宫颈畸形。三维超声成像及三维超声宫腔造影可以获得子宫、宫颈的冠状切面,直观地显示子宫畸形的细节,对于子宫畸形的鉴别诊断具有重要帮助。

【超声诊断要点】

　　1. 先天性无子宫(congenital absence of uterus)　膀胱后方、直肠前方未见子宫体及宫颈的声像。

　　2. 始基子宫(primordial uterus)　膀胱后方可见类子宫的肌性结构,无法分辨宫体与宫颈结构,无宫腔线及内膜回声(图 3-1)。

　　3. 幼稚子宫(infantile uterus)　膀胱后方可见较小的子宫

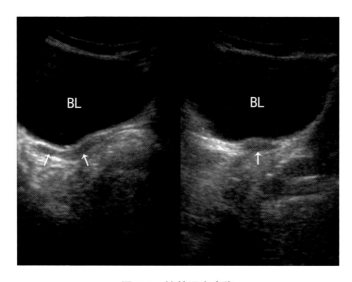

图 3-1　始基子宫声像

经腹扫查,膀胱(BL)后方肌性结构(箭)。BL:膀胱;箭:肌性结构

结构,可分辨宫体和宫颈,宫体与宫颈之比为 2∶3 或 1∶1,可见宫腔线及菲薄内膜,类青春期前子宫声像(图 2-6)。

4. 单角子宫(uterus unicornis)　子宫轮廓呈梭形,横径小,子宫矢状切面难以准确判断,行三维超声子宫冠状切面成像,可显示宫腔内膜呈管状,向一侧稍弯曲(图 3-2),常合并对侧残角子宫。

5. 残角子宫(rudimentary uterus)　两侧米勒管不对称发育,一侧为单角子宫,另一侧为残角子宫。可分为无内膜型和有内膜型残角子宫。无内膜型残角子宫表现为单角子宫的另一侧可见一肌性突起,类似单角子宫声像图表现,中部无内膜回声(图 3-3);有内膜型者在发育侧子宫的一侧见一肌性突起,其回声与子宫肌层回声相同,中央显示内膜回声。若残角侧内膜与发育侧内膜之间相连则为有内膜相通型,若无相连,则为有内膜不相通型。有内膜型残角子宫可合并残角子宫内宫腔积血,以有内膜不相通型常见(图 3-4)。

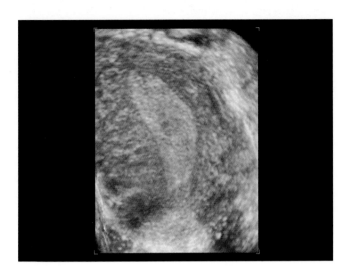

图 3-2   单角子宫三维超声声像

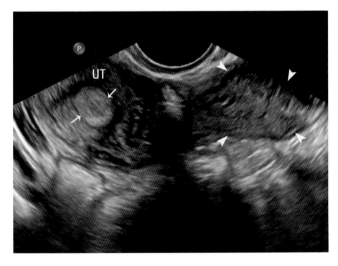

图 3-3   无内膜型残角子宫声像

UT:单角子宫;箭:单角子宫内膜;箭头:无内膜残角子宫

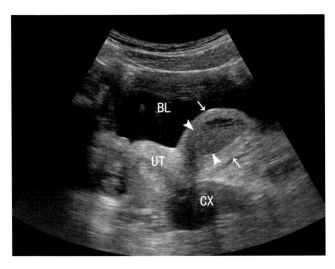

图 3-4　有内膜不相通型残角子宫声像

经腹扫查子宫冠状切面。UT:子宫体;CX:宫颈;BL:膀胱;
箭:残角子宫体;箭头:残角子宫内宫腔积血

6. 双子宫(uterus didelphys)　盆腔连续纵切面扫查时可见两个独立不连续的宫体,横行扫查时,可在同一切面显示双宫体的横切面,两子宫体大小相近或其中之一较大,分别呈单角子宫声像图表现。向下扫查可探及一横径较宽的宫颈及两个宫颈管结构。采用三维成像可显示双宫体双宫颈管的冠状切面,完整显示子宫体及内膜腔形态帮助诊断(图 3-5)。

7. 双角子宫(uterus bicornis)　子宫底部水平横切面呈蝶状或分叶状,两个子宫角分别可见单角状宫内膜回声,宫体下段、宫颈水平横切面无明显异常。纵向连续扫查时,其宫底部声像图表现类似双子宫,但仅有一个宫颈、阴道。三维超声子宫冠状切面成像可完整显示宫体底部凹陷及双角状内膜腔形态(图 3-6)。

8. 纵隔子宫(uterus septus)　子宫外形正常,但宫底横径较宽,自宫底至宫颈连续扫查,显示子宫中部低回声肌性结构纵贯整个宫腔,达宫颈内口处,形成两个宫腔内膜线,为完全

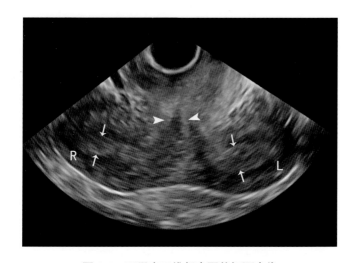

图 3-5　双子宫三维超声冠状切面声像

R:右侧子宫体;L:左侧子宫体;箭:双侧子宫内膜;箭头:双侧宫颈管

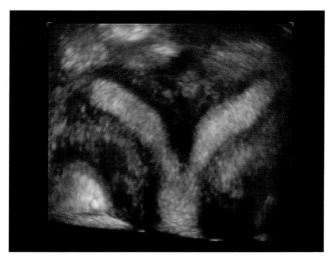

图 3-6　双角子宫三维超声冠状切面声像

性纵隔子宫;若纵隔一直延续到宫颈管,为双宫颈管完全纵隔畸形(图 3-7)。若纵隔未纵贯宫腔,于宫腔下段见内膜融合,则为不完全性纵隔子宫。完全纵隔子宫三维超声子宫冠状切

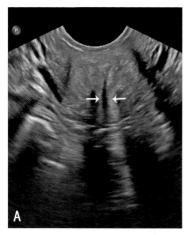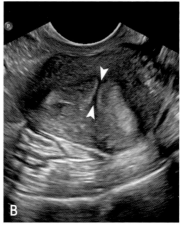

图 3-7　完全性纵隔子宫声像

A. 宫颈冠状切面；B. 宫体冠状切面；箭：宫颈管间间隔；箭头：子宫体间间隔

面成像显示宫内膜腔呈 V 形，不完全纵隔子宫时呈 Y 形。

【鉴别诊断】

1. 始基子宫与幼稚子宫鉴别　前者难辨宫体、宫颈结构，后者可分辨宫体、宫颈及内膜，但宫体小于宫颈。

2. 残角子宫应与附件肿块、浆膜下子宫肌瘤及局灶性腺肌病鉴别　观察子宫腔形态呈单角状、月经前后内膜回声改变有助鉴别；有内膜型残角子宫常有较明显的痛经史；若有妊娠相关病史，应特别注意残角子宫妊娠的可能。

3. 双子宫、双角子宫及纵隔子宫的鉴别　三者都有双宫腔及内膜，根据宫体是否分开及分开的程度、宫颈管结构等相鉴别。

【注意事项】

1. 双侧米勒管发育过程中，融合和中隔吸收异常可以同时存在，程度各异，部分病例难以归类，可用示意图描述子宫畸形的特征，以利于指导临床处理。

2. 可疑子宫发育异常者,建议在月经前子宫内膜较厚、回声较高时进行超声检查。

3. 发现子宫宫颈异常时,应仔细检查阴道气线是否存在,判断有无合并阴道发育异常,详见第九章第一节。

4. 对于疑难病例,在条件允许的情况下可行经阴道子宫输卵管造影辅助诊断,请参考中国医师协会超声造影相关指南。

第二节　子宫腺肌病

【扫查方法】

建议采用经阴道、经直肠超声检查,若子宫明显增大或位置较高时可结合经腹超声检查。

【超声诊断要点】

1. 弥漫型　子宫呈球形增大,三径之和常大于15cm,宫腔内膜线居中,病变肌层增厚,多呈不均匀分布的粗颗粒状回声,伴栅栏状声衰减(图3-8)。病变也可以整个前壁或后壁肌层为主,以后壁较多见,使子宫呈不对称性增大,宫腔内膜线前移,前壁肌层回声相对正常(图3-9)。

2. 局灶型　子宫不规则增大,子宫形态欠规整。肌层病灶呈瘤样结节,内为不均质高回声,可伴栅栏状声衰减,与子宫正常肌层分界不清,又称子宫腺肌瘤。病灶也可呈多囊状(图3-10)。

3. 多普勒超声表现　CDFI显示病灶区星点状或放射状血流信号,局灶型者仅在病灶部位血流信号稍增多,病灶周围肌层血流分布正常,有时因病灶区衰减明显,血流信号减少;频谱多普勒显示为中等阻力血流频谱。

【鉴别诊断】

子宫腺肌瘤需与子宫肌瘤相鉴别,前者与正常肌层分界不清,病灶周围无环状或半环状血流信号。

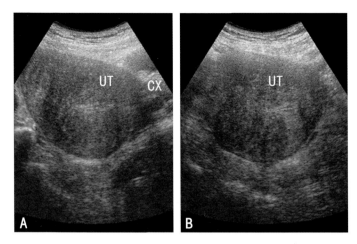

图 3-8 弥漫型子宫腺肌症声像

A. 经腹扫查子宫、宫颈矢状切面;B. 经腹扫查子宫体横切面;UT:子宫体;CX:宫颈

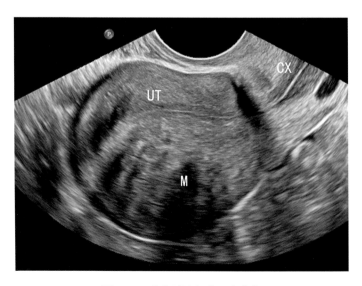

图 3-9 后壁型子宫腺肌症声像

子宫矢状切面。UT:子宫体;CX:宫颈;M:后壁腺肌症病灶

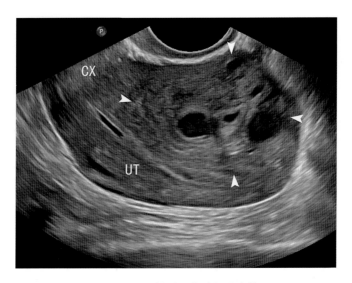

图 3-10　局灶型子宫腺肌症声像

子宫矢状切面。UT：子宫体；CX：宫颈；箭头：子宫肌层病灶

【注意事项】

　　子宫增大、肌层回声不均并非子宫腺肌病的特征性图像，经产妇子宫肥大时或慢性炎症等都会出现相同声像图表现，故应结合痛经病史给予子宫腺肌病超声提示。

第三节　子宫肌瘤

【扫查方法】

　　子宫较大或肌瘤较大时应联合经腹扫查、经阴道或经直肠扫查。扫查范围应包括整个子宫、宫颈并至两侧宫旁。子宫肌瘤（uterine fibroid）较大时可降低探头频率或调高增益以清晰显示图像。

【超声诊断要点】

　　1. 子宫增大、变形　壁间肌瘤和黏膜下肌瘤子宫常均匀增大；浆膜下肌瘤、壁间肌瘤较大或数目较多时可致子宫不规则增大。

2. 病灶声像图特点 子宫肌瘤病灶多呈低回声,也可呈等回声或高回声,伴声衰减,若肌瘤有变性则表现为相应回声改变。

(1) 壁间肌瘤:子宫肌层内低或等回声结节,多伴声衰减,瘤体因有假包膜而边界较清晰(图 3-11)。

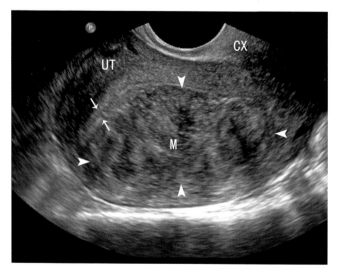

图 3-11 壁间子宫肌瘤声像

子宫矢状切面。UT:子宫体;CX:宫颈;箭:内膜;M:壁间肌瘤

(2) 浆膜下肌瘤:子宫肌层内低回声结节向浆膜外突出,使子宫变形(图 3-12)。

(3) 黏膜下肌瘤:子宫肌层内低回声结节向宫腔突出或完全位于宫腔内,子宫内膜变形,带蒂黏膜下肌瘤可脱入宫颈管内形成宫颈管内实性占位(图 3-13)。

CDFI 显示子宫肌瘤周边假包膜内环状或半环状血流信号,并有分支进入瘤体内部;带蒂黏膜下肌瘤蒂部可显示供血血管。当肌瘤较大或合并感染时,瘤体血供丰富,也可出现低阻力型动脉频谱。

3. 肌瘤变性声像图特征 肌瘤囊性变时瘤内出现大小

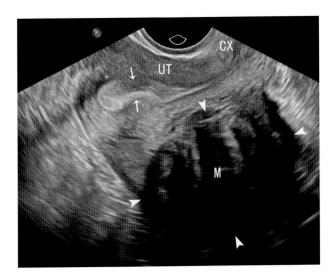

图 3-12   浆膜下子宫肌瘤声像

子宫矢状切面。UT:子宫体;CX:宫颈; M:浆膜下肌瘤;
箭:内膜;箭头:浆膜下肌瘤

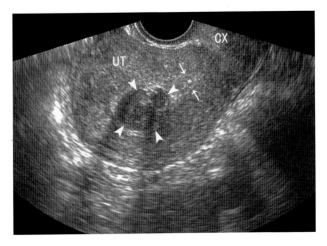

图 3-13   黏膜下子宫肌瘤声像

子宫矢状切面。UT:子宫体;CX:宫颈; M:宫腔内黏膜下肌
瘤;箭:内膜;箭头:黏膜下肌瘤

不等、不规则的无回声区;妊娠期红色变时瘤体回声偏低,呈细花纹状,无明显衰减;脂肪样变时呈均质团状高回声;钙化时肌瘤内可见环状或斑点状强回声,伴明显声衰减;肉瘤变时瘤体快速增大,边界不清,回声减低,内部回声杂乱不均。大多数肌瘤变性时瘤内血流信号减少,仅肉瘤变时血流丰富,可记录到极低阻力血流频谱。

【鉴别诊断】

1. 黏膜下肌瘤与子宫内膜息肉鉴别　前者为肌层向内膜腔突起,后者病灶位于内膜内。

2. 带蒂浆膜下肌瘤与卵巢实性肿瘤鉴别　通过寻找双侧卵巢,观察瘤体与子宫关系、血供来自子宫等进行鉴别。

3. 子宫肌瘤囊性变应与肌层内子宫内膜异位病灶鉴别前者病灶周边有假包膜,瘤内多小囊状无回声;后者病灶形态不规则,内为云雾状回声。

【辅助诊断技术】

1. 黏膜下肌瘤突向宫腔的程度难以准确判断时,可以采用宫腔生理盐水造影了解肌瘤占据宫腔的情况,指导临床制定治疗方案。

2. 较大的带蒂浆膜下肌瘤难以与附件或盆腹腔肿瘤鉴别时,可以采用经周围静脉超声造影技术,观察血供来源以协助判断。

【注意事项】

1. 子宫肌瘤变性较有特异性的改变是囊性变和钙化,其他变性声像图并无特异性,超声提示变性需谨慎。

2. 不同类型肌瘤会导致不同的临床症状,且手术方式亦可能不同,应尽可能描述肌瘤的大致位置。

3. 即使是采用腔内超声检查,直径小于 5mm 的肌瘤仍不易诊断;浆膜下肌瘤较大时难以与附件或盆腹腔肿瘤鉴别。

4. 具有临床意义的子宫肌瘤应记录其大小和位置,但并非所有的子宫肌瘤均需测量。

第四节   子 宫 肉 瘤

【超声诊断要点】

子宫肉瘤（uterine sarcoma）包括原发性子宫肉瘤、子宫内膜间质肉瘤和子宫肌瘤肉瘤样变。瘤体短期内迅速增大，与周围肌层分界欠清，周围的假包膜消失，瘤体内衰减回声变成紊乱的低回声或絮状不规则的无回声区，可见后方回声增强。子宫内膜间质肉瘤表现为宫腔内实性结节，呈高或低不均质回声，边界部分清、部分不清，有时瘤内坏死出现不规则无声区。CDFI 显示病灶内丰富血流信号，瘤体周边未见环状血流，可见高速低阻力动脉性频谱（图 3-14）。

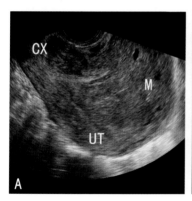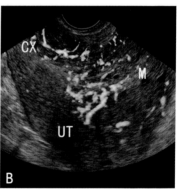

图 3-14   子宫肌瘤肉瘤变声像

A. 子宫矢状切面灰阶声像；B. 子宫矢状切面 CDFI 声像；UT：子宫体；CX：宫颈；M：肉瘤变病灶

可伴盆腹腔积液，如果大网膜受累或出现远处转移，可在宫外探及实性不均质性团块状回声。若肿瘤侵犯宫旁组织，则表现为子宫轮廓不清，宫旁可见不规则实性肿块，CDFI 显示其内血流信号丰富，可记录到低阻力动脉频谱。

【鉴别诊断】

子宫肉瘤主要根据其内部回声不均、边界不清、血供丰富等特征与子宫肌瘤及肌瘤变性相鉴别;内膜间质肉瘤有时与子宫内膜癌鉴别困难。

【注意事项】

子宫肉瘤早期病变特征不明显,大多数难以得到正确的超声诊断。当原有的子宫肌瘤迅速增大、或肌瘤内回声减低、杂乱、后方衰减不明显时,应警惕肌瘤肉瘤样变。

第五节　妊娠滋养细胞肿瘤

【简介】

妊娠滋养细胞肿瘤(gestational trophablasticneoplasia)包括侵蚀性葡萄胎、绒毛膜癌、胎盘部位滋养细胞肿瘤三种类型。绝大多数继发于妊娠,侵蚀性葡萄胎继发于葡萄胎妊娠(第四章),绒毛膜癌可继发于葡萄胎妊娠、流产、足月妊娠等。血清人绒毛膜促性腺激素(HCG)水平异常增高为主要诊断依据,三者子宫内病灶的声像图特征相似。

【超声诊断要点】

1. 子宫增大,肌层增厚,回声减低,肌层内病灶处布满蜂窝状及不规则无回声区,病灶边界不清。宫腔内可因积血呈不均低回声,内膜常难显(图 3-15)。若未得到及时诊治时,病灶迅速穿透肌层,侵犯宫旁组织,则子宫部分结构难辨,外形不规则。双侧卵巢结构无特异性改变,有时可表现为多囊样。

2. CDFI 显示肌层病灶内丰富的五彩镶嵌的血流信号,可记录到动静脉瘘频谱及极低阻力型动脉频谱(图 3-16)。宫旁血管异常扩张,宫旁受侵犯时血管更是极度扩张,呈蜂窝状、管道状液性暗区。

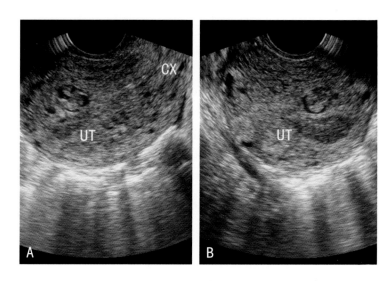

图 3-15　恶性滋养细胞疾病子宫声像

A. 子宫矢状切面；B. 子宫冠状切面。UT：子宫体；CX：宫颈

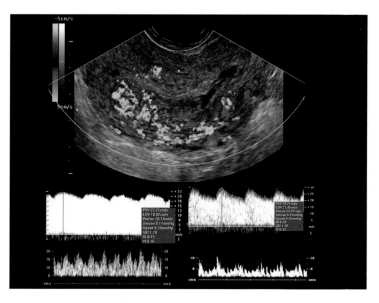

图 3-16　恶性滋养细胞疾病子宫 CDFI 和频谱表现

【鉴别诊断】

滋养细胞肿瘤的子宫病变应与妊娠组织物残留相鉴别,后者病灶较局限,无明显异常血流频谱,HCG 水平相对较低。

【注意事项】

侵蚀性葡萄胎、绒毛膜癌和胎盘部位滋养细胞肿瘤三者各有其临床特征,但是在声像图上有部分相同的表现,单从超声表现无法进行鉴别。

第四章　子宫腔与子宫内膜病变的超声诊断

第一节　子宫内膜增生症

【扫查方法】

　　子宫内膜增生症(endometrial hyperplasia)主要是经阴道或经直肠超声扫查,尽量使用高分辨力探头观察子宫内膜,扫查时应注意观察子宫内膜的整体情况。

【超声诊断要点】

　　1. 子宫内膜增厚　绝经前、后子宫内膜厚度通常超过正常范围。子宫大小、肌层回声可正常。

　　2. 子宫内膜回声　单纯型增生的内膜回声多呈均匀高回声;复杂型增生内膜内可见散在小囊状或筛孔状无回声暗区(图 4-1);不典型增生型内膜增厚,回声不均,可见斑状增强回声和低回声相间。内膜基底层与子宫肌层分界清晰,内膜外形轮廓规整。

　　3. 多数伴有单侧或双侧卵巢内小囊,为功能性囊肿。

　　4. 多普勒超声表现　单纯型子宫内膜增生内膜内无明显彩色血流信号,但在复杂型增生或不典型增生时,内膜内有条状血流信号(图 4-1),可记录到中等阻力动脉频谱。

【鉴别诊断】

　　复杂型子宫内膜增生症与子宫内膜癌鉴别,后者内膜局灶性回声不均,病灶内血流丰富;与子宫内膜息肉鉴别,后者病灶局限,与正常内膜分界清。

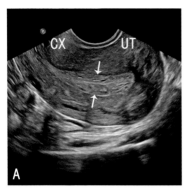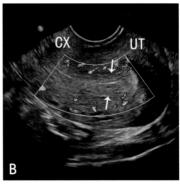

图 4-1　子宫内膜增生症灰阶与 CDFI 声像

A. 子宫矢状切面灰阶声像;B. 子宫矢状切面 CDFI 声像;UT:子宫体; CX:宫颈;箭:子宫内膜

【注意事项】

1. 子宫内膜增生症超声表现并无明显特异性,多数情况需结合临床不规则阴道流血、功能性子宫出血病史考虑。

2. 复杂型或不典型增生型与早期子宫内膜癌鉴别十分困难,需行诊断性刮宫获得病理诊断。

第二节　子宫内膜息肉

【扫查方法】

子宫内膜息肉(endometrial polyp)的超声扫查途径主要是经阴道、经直肠超声扫查,尽量使用高分辨力探头观察子宫内膜。

【超声诊断要点】

子宫内膜息肉可单发或多发。息肉位于子宫内膜内,回声为中等或稍高回声,可呈水滴状、梭形或椭圆形,病灶部位宫腔线变形但内膜基底线正常(图 4-2)。较大的息肉亦可延伸至宫颈管内。息肉发生囊性变时其内可见细小无回声区。CDFI 可显示条状彩色血流信号自息肉蒂部至息肉内。

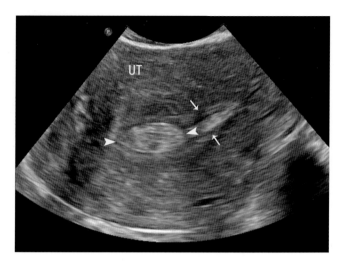

图 4-2　子宫内膜息肉声像

UT:子宫体;箭:内膜;箭头:宫腔内息肉

【鉴别诊断】

　　子宫内膜息肉需与黏膜下肌瘤、子宫内膜癌、子宫内膜增生症等进行鉴别。黏膜下肌瘤的内膜基底线变形,子宫内膜癌病灶边界不清、血供丰富,内膜增生过长的内膜没有局灶性占位的声像改变。

【辅助诊断技术】

　　常规检查无法判断的病例可采用宫腔生理盐水造影,可清晰显示宫腔内占位,对单发或多发子宫内膜息肉获得较明确诊断。

【注意事项】

　　1. 子宫内膜息肉的最佳超声检查时间应在月经周期第10 天以内,可降低假阴性及假阳性率。

　　2. 有时子宫内膜息肉与子宫内膜息肉样增生无法鉴别,可在月经刚结束时复查,最终尚需诊刮或宫腔镜检查明确诊断。

　　3. 子宫内膜息肉较小或检查时间不合适时,超声检查难以识别。

第三节　子宫内膜癌

【扫查方法】

　　子宫内膜癌(endometrial cancer)的超声扫查途径主要是经阴道、经直肠超声扫查。尽量使用高分辨力探头观察子宫内膜,扫查时应注意观察子宫内膜的整体情况,扫查范围尽量包括子宫、宫颈、两侧附件和其他盆腔结构。子宫较大或有宫旁浸润时应增加经腹扫查,观察有无腹腔占位。

【超声诊断要点】

　　1. 子宫内膜回声　早期仅表现为内膜少许增厚,随病情进展子宫内膜增厚明显,育龄期内膜厚度大于 12mm,绝经后大于 5mm,内膜呈局灶性或弥漫性不均匀混合性回声,增厚内膜病灶区可呈低回声或高低不均杂乱回声(图 4-3),也可呈不均高回声(图 4-4)。可合并宫腔积液,宫腔内见液性暗区及散在低回声。

　　2. 子宫肌层回声　当病变累及肌层时,病灶处内膜基底层与肌层界限不清,局部肌层呈低而不均匀回声。肌层受侵

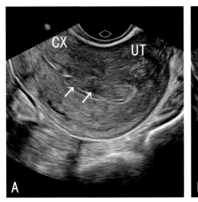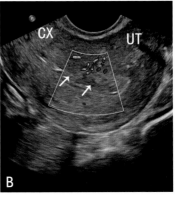

图 4-3　早期子宫内膜癌灰阶与 CDFI 声像

A. 子宫矢状切面灰阶声像;B. 子宫矢状切面 CDFI 声像;UT:子宫体;CX:宫颈;箭:子宫内膜病灶

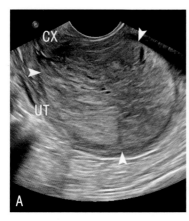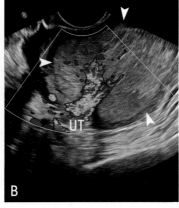

图 4-4　浸润性子宫内膜癌灰阶与 CDFI 声像

A. 子宫矢状切面灰阶声像;B. 子宫矢状切面 CDFI 声像;UT:子宫体;
CX:宫颈;箭头:宫腔内子宫内膜癌病灶及其血供

范围较大时增厚,回声普遍减低、不均匀,无法辨认子宫内膜
及正常肌层结构(图 4-3)。

　　3. 晚期浸润表现　子宫增大、变形、轮廓模糊,与周围组
织分界不清;当病变累及宫颈时,可出现宫颈肥大或变形,宫
颈回声杂乱,宫颈管结构不清;当肿瘤向子宫体外侵犯、转
移时,可在宫旁出现混合性低回声肿块,与卵巢腺癌声像图
相似。

　　4. 多普勒超声表现　子宫内膜内或内膜基底部可显示
局灶性较丰富彩色血流信号,有肌层侵犯时,局部肌层血流信
号增多。可检测到异常低阻力型动脉血流频谱,阻力指数常
低至 0.4 以下(图 4-4)。

　　【鉴别诊断】

　　1. 子宫内膜癌需要与子宫内膜息肉、子宫内膜增生症、
黏膜下子宫肌瘤进行鉴别,其重要诊断要点一是绝经后不规
则阴道出血病史,二是内膜基底线不清,其他疾病的表现见相
应章节。

　　2. 子宫内膜癌侵犯肌层的灰阶和 CDFI 声像图与妊娠

流产后少许组织物残留非常相似,重视年龄和病史以及根据HCG水平可帮助鉴别诊断。

【注意事项】

1. 子宫内膜癌高发于绝经期妇女,故绝经后阴道出血妇女超声检查应高度注意内膜癌的可能。绝经后出血者子宫内膜厚度≥5mm时,子宫内膜癌的风险增高。

2. 子宫内膜癌早期超声表现不典型,诊断主要依靠诊断性刮宫病理检查。

3. 部分病例经诊断性刮宫虽病理已确诊为子宫内膜癌,但超声检查亦可能无阳性表现。

4. 子宫内膜癌患者术前超声评估时应注意病灶与子宫肌层的关系,借助CDFI判断有无浸润子宫肌层,有条件者还可行经静脉超声造影辅助判断。

5. 晚期内膜癌较大范围的侵犯时,难以辨别癌肿原发于宫体、宫颈还是卵巢。

第四节　葡　萄　胎

【扫查方法】

葡萄胎(hydatidiform mole)可经阴道超声扫查结合经腹扫查,扫查范围应包括子宫、宫颈及两侧宫旁。

【超声诊断要点】

1. 子宫均匀增大,大小超过相应的停经周数。

2. 完全性葡萄胎　宫腔内充满大小不等的蜂窝状无回声,未见妊娠囊及胚胎组织回声(图4-5)。

3. 部分性葡萄胎　宫内可见妊娠囊结构,囊内可见存活或死亡的胎体,胎盘绒毛部分或全部呈大小不等的蜂窝状或囊泡状无回声(图4-6)。

4. CDFI显示宫腔内囊泡状结构内见散在血流信号,子宫肌壁内血流较丰富;频谱多普勒显示呈低阻力动脉血流频谱。

5. 部分患者双侧卵巢呈多囊性表现,其内分隔均匀,囊

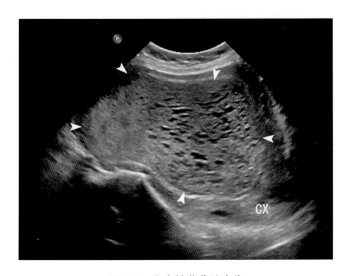

图 4-5   完全性葡萄胎声像

经腹扫查子宫、宫颈矢状切面。CX:宫颈;箭头:宫腔内葡萄胎病灶

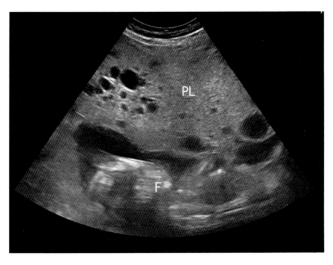

图 4-6   部分性葡萄胎声像

PL:胎盘及其内葡萄胎病灶;F:宫内胎儿

腔内为无回声,CDFI 显示分隔上可见细条状血流信号,为滋养细胞疾病特有的卵巢黄素囊肿。

【鉴别诊断】

完全性葡萄胎应与子宫肌瘤囊性变鉴别,后者无妊娠相关病史,HCG 正常。部分性葡萄胎需与难免流产胎盘水泡样变鉴别,后者停经时间较长,HCG 水平较低。

【注意事项】

葡萄胎超声诊断与鉴别诊断必须结合血 HCG 水平考虑。

第五节 流产后组织物残留

【扫查方法】

主要是经阴道扫查,注意宫腔及内膜,建议采用多普勒超声辅助诊断。

【超声诊断要点】

1. 根据妊娠组织物残留量和残留的时间不同,宫腔内回声多样化。

(1)多量组织物残留:绒毛和胎囊等大部分妊娠物残留,宫腔内可见不规则的高回声或不均质低回声团,形态不规则,局部胎盘绒毛附着处与正常肌层分界不清(图 4-7)。可合并宫腔积血声像改变。

(2)少许绒毛组织残留:内膜回声稍不均匀,局灶性不均回声团,基底线不清,与子宫肌层无明显界限(图 4-8)。

2. 多普勒超声表现 多量组织物残留时,不均高回声区局部内膜下肌层显示局灶性丰富彩色血流信号,可记录到低阻力型滋养层周围血流频谱;少许绒毛组织残留时内膜不均回声处肌层可见灶性血流信号,可记录到上述的频谱特征,局灶性丰富血流信号对判断少许绒毛组织残留起重要的作用(图 4-7、图 4-8)。

【鉴别诊断】

多量组织物残留需与妊娠滋养细胞肿瘤鉴别,后者子宫

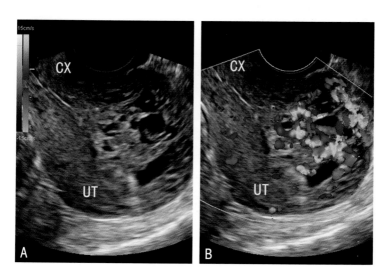

图 4-7　流产后多量组织物残留灰阶与 CDFI 声像

A. 子宫矢状切面灰阶声像;B. 子宫矢状切面 CDFI 声像;UT:子宫体;CX:宫颈

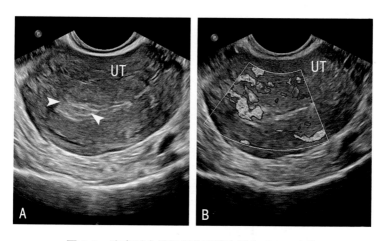

图 4-8　流产后少量组织物残留灰阶与 CDFI 声像

A. 子宫矢状切面灰阶声像;B. 子宫矢状切面 CDFI 声像;UT:子宫体;箭头:组织物残留病灶,局灶性丰富血流信号

肌层回声异常范围较大、血 HCG 浓度较高;少量组织物残留需与子宫内膜癌鉴别,结合停经史、流产史及血 HCG 可鉴别。

【注意事项】

人工流产或药物流产后妊娠组织残留灰阶超声与多普勒超声表现与妊娠滋养细胞肿瘤、子宫内膜癌非常相似,应结合妊娠和流产病史、HCG 水平等进行鉴别。

第六节　宫内节育器

【扫查方法】

宫内节育器的超声扫查途径主要是经腹和经阴道扫查。怀疑节育器异位时,应注意观察宫腔以外异常声像改变。

【超声诊断要点】

1. 由于各种宫内节育器的形状、材料不同,其超声表现不尽相同。金属节育器表现为宫腔内强回声,其后方可见"彗尾征"(图 4-9)。塑料节育器虽也表现为宫腔内强回声,伴后方声影,但无"彗尾征"(图 4-10)。

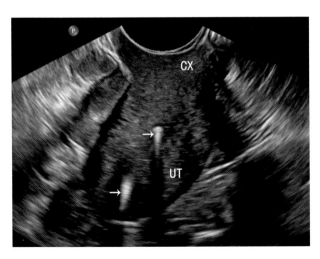

图 4-9　宫内金属节育器声像

子宫矢状切面。UT:子宫体;CX:宫颈;箭:宫腔内节育器

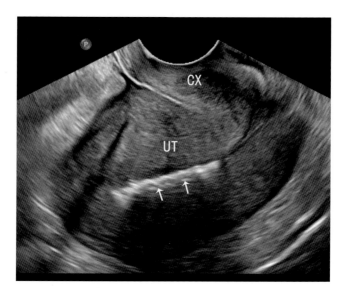

图 4-10　宫内塑料节育器声像

子宫矢状切面。UT:子宫体;CX:宫颈;箭:宫腔内节育器

2. 不同形状的节育器在子宫纵切面和横切面上有不同表现,二维超声难以获得完整的节育器形态图像,可采用三维超声成像在子宫冠状切面上显示整个节育器的形状(图 4-11)。

3. 位置正常的节育器表现为节育器强回声位于宫腔中部。当节育器较小、宫腔较大时,节育器可位于宫腔下部,如果下移至宫颈管内,为节育器下移;宫内节育器嵌入子宫肌层时,表现为子宫肌层内节育器回声,称为节育器嵌顿(图 4-12);节育器完全或部分外移至子宫外时,可在宫旁观察到节育器回声,多数因肠气干扰难以显示。

【鉴别诊断】

宫内节育器部分残留表现为宫腔内短棒状强回声,有时难与子宫内膜内钙化灶鉴别,可定期复查。

【注意事项】

1. 节育器嵌入子宫肌层,应观察嵌入肌层的部位及深度

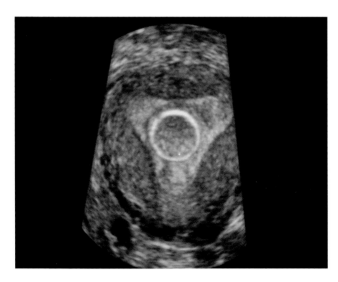

图 4-11　宫内节育器三维成像

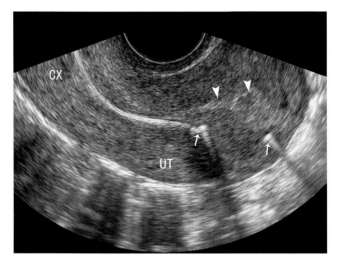

图 4-12　节育器嵌入子宫肌层声像

子宫矢状切面。UT:子宫体;CX:宫颈;箭头:子宫内膜腔;
箭:肌层内节育器

以及与宫腔的关系。某些节育器安放的位置为插入两侧宫角，应注意辨别不能误诊为节育器嵌入肌层。

2. 节育器部分残留及外移应结合病史诊断，必要时可借助 X 线辅助诊断。

第七节　子 宫 穿 孔

【扫查方法】

子宫穿孔（uterine perforation）的观察应采用经阴道扫查，有腹腔出血时应结合经腹扫查。

【超声表现】

1. 子宫探针穿孔　肌层被穿过的探针损伤，可见肌层细条状稍高回声，穿透浆膜层时可见浆膜层局部回声不连续。

2. 吸管穿孔　因吸管较粗，穿透肌层时损伤形成的孔道较宽，穿孔处肌层呈管道状不均质高回声，近端与宫腔相通，远端穿透浆膜层，因气体进入腹腔显示局部气体强回声。当穿孔较大，腹腔内容物可经孔道进入肌层，甚至宫内，病灶处可见高回声的肠管或脂肪（图 4-13）。

【鉴别诊断】

子宫穿孔常合并妊娠组织物残留，容易漏诊，需结合手术中腹痛、操作异常等进行鉴别。

【注意事项】

1. 临床上疑子宫穿孔做超声检查时，应观察整个宫腔，包括峡部及宫角处。由于子宫过度前屈或后屈，宫腔操作时容易在子宫后壁或前壁处发生穿孔。

2. 子宫穿孔是临床诊断，超声观察必须结合手术史，应如实描述肌层异常回声的特征、部位和范围，有无盆腔积液，超声不宜直接下子宫穿孔的诊断。

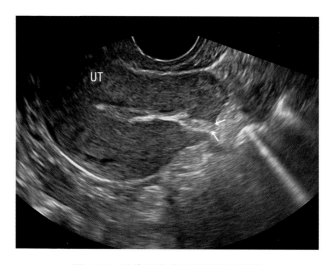

图 4-13　流产吸宫术后子宫穿孔声像

UT：子宫体；箭：穿孔处浆肌层连续性中断、局部腹腔内容物嵌入肌层

第八节　其　　他

一、宫腔、宫颈粘连

【扫查方法】

宫腔及宫颈粘连的超声扫查途径主要是经阴道、经直肠扫查。扫查时注意观察子宫内膜全貌及内膜基底线。

【超声表现】

1. 宫腔部分粘连时，子宫内膜厚薄不均，粘连处内膜菲薄、内膜"缺损"、基底线不连续（图 4-14）。宫腔三维超声成像显示内膜区低回声分隔带或斑片状回声减低。宫腔广泛粘连则内膜菲薄呈不均质线状，局部内膜线中断，内膜无周期性改变。

2. 宫颈粘连时宫腔线分离，宫腔内有不等量的较均匀的低回声或无回声，宫颈内口正常。结合宫腔手术后无月经来潮及下腹痛等症状较容易诊断。

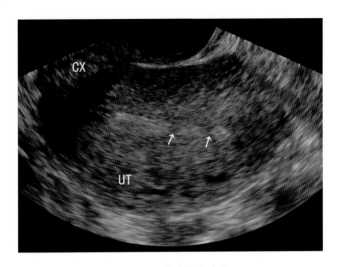

图 4-14　宫腔粘连声像

子宫矢状切面。UT:子宫体;CX:宫颈;箭:宫腔内低回声带

3. CDFI 显示内膜及内膜下肌层无明显血流信号。

【鉴别诊断】

宫腔粘连所表现的子宫内膜回声不均需根据刮宫病史及 CDFI 无血流的特征与其他内膜病变进行鉴别。

【注意事项】

仅根据超声表现不能直接诊断宫腔粘连或内膜粘连,可提示内膜回声不均匀,需结合宫腔操作病史及月经情况,例如经量明显减少或闭经等考虑,有条件者可行生理盐水宫腔造影辅助诊断。

二、剖宫产术后子宫瘢痕憩室

【扫查方法】

观察子宫下段瘢痕首选经阴道超声检查,注意左右侧动探头,扫查范围包括子宫下段瘢痕两侧。

【超声表现】

子宫下段横切口剖宫产术后遗留瘢痕,瘢痕处因无子宫肌层和功能性内膜,可向外突出致使局部形成憩室,经阴道超声可显示局部瘢痕较薄处的三角形或楔形向外突出的囊状结构,囊内为液性无回声,与宫腔、宫颈管相延续(图4-15)。

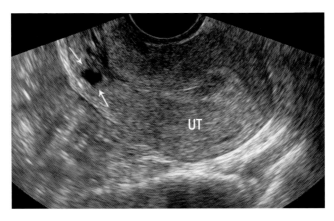

图4-15　剖宫产术后子宫瘢痕憩室

子宫矢状切面。UT:子宫体;箭:剖宫产切口处积液

【注意事项】

1. 瘢痕憩室形态及大小随月经周期不同有较大变化。

2. 来月经时经血可聚集在憩室处,导致月经淋漓不尽。

3. 目前尚无研究数据证实瘢痕憩室的临床意义,亦无憩室与瘢痕妊娠具有相关性的明确依据,因此若无月经淋漓不尽等临床症状,建议不作常规提示。

第五章　子宫颈病变的超声诊断

第一节　慢性宫颈炎

【扫查方法】

慢性宫颈炎(chronic cervicitis)建议采用阴道超声观察宫颈,检查时探头应缓慢进入阴道、轻抵宫颈外口。

【超声诊断要点】

慢性宫颈炎为临床诊断,包括了部分具有形态学改变的种类:宫颈肥大、宫颈纳氏囊肿和宫颈息肉。

1. 宫颈肥大　宫颈增大,纵切面宫颈与宫体比例增大,常超过1:3,宫颈的外形规则,宫颈管的梭形结构存在,但回声增高或减低、不均匀。CDFI显示宫颈无异常血流信号。

2. 宫颈纳氏囊肿　宫颈前壁或前唇、后壁或后唇内单一或多个圆形无回声区,直径可从数毫米到数厘米,边界清,后方回声增强(图5-1)。

3. 宫颈息肉　宫颈管内或宫颈外口处可见低、等或高回声团,常呈水滴状或椭圆形(图5-2)。CDFI显示息肉蒂部可见条状血流信号。息肉较小或脱于宫颈外口者超声不易检出。

【鉴别诊断】

宫颈肥大需与宫颈癌鉴别,后者宫颈回声不均匀,血流信号较丰富;宫颈囊肿合并感染时内部可呈低回声,其内无血流信号,可与宫颈肌瘤鉴别;经阴道超声观察蒂的位置可将宫颈息肉与带蒂的子宫黏膜下肌瘤及子宫内膜息肉相鉴别。

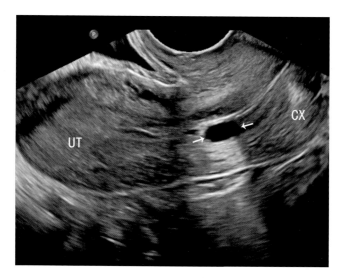

图 5-1　宫颈纳氏囊肿声像

子宫矢状切面。UT:子宫体;CX:宫颈;箭:宫颈纳氏囊肿

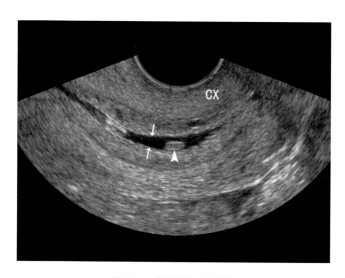

图 5-2　宫颈管息肉声像

宫颈管矢状切面。CX:宫颈;箭:宫颈管;箭头:宫颈管内息肉

【注意事项】

宫颈肥大和纳氏囊肿在已婚妇女中非常多见,一般在有临床需要时才予超声提示。

第二节　宫 颈 肌 瘤

【扫查方法】

宫颈肌瘤(cervical fibroid)应选用经阴道超声检查,肌瘤较大时可结合经腹超声检查。扫查范围包括宫颈、宫体及宫旁组织。

【超声诊断要点】

宫颈肌层内低回声结节,伴声衰减,边界多较清晰。宫颈肌瘤较小时,宫颈形态多无明显变化,较大或多发宫颈肌瘤可致宫颈增大变形,宫颈管线偏移或显示不清(图 5-3)。CDFI显示肌瘤周边有环状或半环状血流信号,并有分支进入瘤体内部。

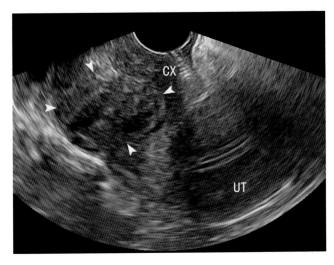

图 5-3　宫颈肌瘤声像

子宫体及宫颈矢状切面。UT:子宫体;CX:宫颈;箭头:宫颈肌瘤

【鉴别诊断】

通过观察宫颈管结构与带蒂黏膜下肌瘤及宫颈癌相鉴别。较大的外生性宫颈肌瘤通过观察与子宫动脉的关系与阔韧带肌瘤、卵巢实性肿瘤相鉴别,宫颈肌瘤位于子宫动脉水平以下。

【注意事项】

前、后壁宫颈肌瘤较大时可出现相应压迫症状,超声应提示较大肌瘤的位置。

第三节　宫　颈　癌

【扫查方法】

宫颈癌(cervical cancer)应选用经阴道超声检查,观察范围包括宫颈、宫体、宫旁组织及膀胱、直肠等受累情况。

【超声诊断要点】

1. 宫颈癌早期,超声检查可无异常发现。随病变进展宫颈增大,形态异常。外生型宫颈癌于宫颈外口处见实质性不均质低回声肿块,宫颈管结构可存在;内生型宫颈癌宫颈管结构消失,宫颈呈不均质实性低回声(图 5-4),也可因癌肿呈弥漫性生长而表现为宫颈管内膜弥漫性增厚,可伴宫腔积液;宫颈癌继续进展时可累及子宫体,此时子宫下段肌层回声不均,内膜和肌层结构难辨。

2. 宫颈癌宫旁侵犯　肿块向宫旁组织生长时,宫颈形态异常,与周围组织分界不清;膀胱受侵时,膀胱后壁连续性中断,可见低回声肿块向膀胱内凸出,肿块压迫或侵犯输尿管时可致输尿管梗阻、输尿管扩张及肾盂积水;直肠受侵时可见低回声肿块凸向直肠,经阴道或经直肠扫查有助诊断。

3. 多普勒超声表现　宫颈肿块内血流信号增多,呈散在条状、分支状(图 5-4),可记录到低阻力型动脉频谱,RI<0.40。

【鉴别诊断】

宫颈癌需与宫颈肌瘤、宫颈息肉及子宫内膜癌鉴别。宫

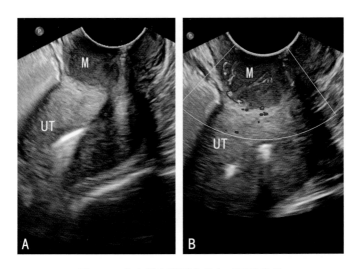

图 5-4　内生型宫颈癌灰阶与 CDFI 声像

A.子宫体及宫颈矢状切面灰阶声像;B.子宫体及宫颈矢状切面
CDFI 声像;UT:子宫体;M:宫颈癌病灶

颈肌瘤形态规整,边界清,宫颈管形态无异常;宫颈息肉位于
宫颈管内,宫颈结构无异常;子宫内膜癌病灶主要位于子宫腔
内膜。

【注意事项】

1. 无论是何种检查方式,超声对早期宫颈癌、外生型宫
颈癌以及宫颈癌宫旁浸润情况的诊断均无优势。临床需结合
宫颈细胞学检查、组织活检诊断及其他影像学方法了解宫旁
浸润情况。经静脉超声造影可显示宫颈癌浸润范围,参见中
国医师协会超声造影相关指南。

2. 可疑宫颈癌时应首选经阴道超声检查,外生型宫颈癌
应注意可能伴有接触性出血,亦可选用经直肠超声检查以避
免大量出血。

第六章 异常早期妊娠与产褥期的超声诊断

第一节 早期妊娠流产

【简介】

早期妊娠流产（abortion）在临床上流产可分为先兆流产、难免流产、不全流产和完全流产四个阶段，另外还有胚胎停止发育、死胎较长时间仍未排出的过期流产（稽留流产）。不同类型流产的临床表现与超声图像有不同的特点。

【扫查方法】

阴道超声分辨力较高，可快速清晰显示早期妊娠的胚胎情况，故建议采用经阴道超声扫查。扫查范围应包括整个子宫及宫旁并注意妊娠囊着床位置。

【超声表现要点】

1. 先兆流产 宫颈内口呈闭合状。子宫大小与孕周相符，妊娠囊位置正常呈类圆形，胚芽、胎心搏动、卵黄囊可见，妊娠囊周边可见云雾状低回声，为绒毛膜剥离积血的表现。

2. 难免流产 子宫大小与孕周相符，妊娠囊位置下移至宫颈内口或宫颈管内，妊娠囊变形，可见胚胎但胎心搏动已消失，绒毛膜下及妊娠囊周边有时可见云雾状低回声（图6-1）。

3. 不全流产 见第四章第五节"流产后组织物残留"。

4. 完全流产 子宫大小正常或略增大，宫腔内已无妊娠囊或胚胎，亦无不均高回声的组织物残留声像改变。

5. 稽留流产 胚胎停止发育后妊娠组织长时间未排出，

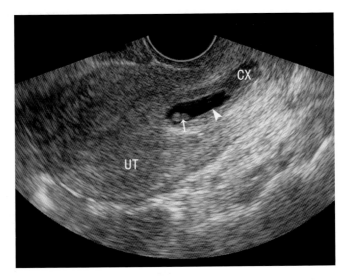

图 6-1　难免流产孕囊下移至宫颈管声像

子宫体及宫颈矢状切面。UT:子宫体;CX:宫颈;箭:胚胎;箭
头:妊娠囊

子宫小于相应停经孕周,可发生绒毛水肿、水泡样变性,故宫
腔内可见不均回声,内见多小囊状结构。CDFI 显示肌层局灶
性血流信号,可记录到类滋养层血流频谱。

【鉴别诊断】

1. 不全流产妊娠组织物残留与完全流产后宫腔积血块
鉴别:完全流产时内膜线清晰,肌层无局灶性丰富的血流信
号,而不全流产因有绒毛残留,局部肌层血流丰富,并可记录
到类滋养层周围血流频谱。

2. 难免流产妊娠囊下移至宫颈管内时需与宫颈妊娠鉴
别:后者胚胎存活,因有绒毛种植,局部宫颈肌层血流信号丰
富;另外宫颈内口是否闭合也是鉴别要点。

3. 稽留流产绒毛水肿与葡萄胎鉴别:后者血 HCG 浓度
较高,子宫增大明显。

【注意事项】

1. 流产是一个动态的过程,超声检查仅仅能观察当时的

状态,不能对流产做出临床分型的诊断,只能提示宫腔内有无妊娠囊、妊娠囊位置、囊内有无胚胎、胚胎有无存活,描述妊娠囊有无变形、绒毛膜有无剥离,以及有无组织物残留可能等。

2. 先兆流产时胎儿心率过慢(8周后小于90次/分)、卵黄囊过大或过小时胚胎停育的风险较大,但是不能作为临床处理的指征,可以建议短期内超声复查。

3. 早早孕期妊娠囊尚小时,即使采用经阴道超声检查仍不易识别妊娠囊。

第二节　异 位 妊 娠

【简介】

异位妊娠(ectopic pregnancy)为受精卵种植在子宫体部具有功能性内膜的宫腔以外部位的妊娠,其主要临床表现有三大症状,即停经、阴道流血、腹痛,是最常见的妇产科急腹症。根据妊娠囊种植部位和转归的不同,临床表现有较大的变化。异位妊娠包括输卵管妊娠、卵巢妊娠、腹腔妊娠、剖宫产切口瘢痕妊娠、宫颈妊娠及残角子宫妊娠等,以输卵管妊娠最常见。

【扫查方法】

经阴道超声扫查是异位妊娠检查的主要途径,异位妊娠位于盆腔以上较高位置或阴道扫查远场显像不佳时,可结合经腹超声扫查。

【超声诊断要点】

不同部位的异位妊娠其共同声像改变为子宫稍大,宫腔内无妊娠囊,大多数子宫内膜明显增厚,有时可见子宫内膜分离征,形成假孕囊;异位妊娠破裂腹腔内出血时,盆腔及子宫直肠陷凹见云雾状回声,严重者肝肾间隙和脾肾间隙亦有云雾状低回声。

1. 输卵管妊娠　最常见,多发生在输卵管壶腹部,根据症状的轻重、妊娠的转归分为以下4种类型。

（1）孕囊型：一侧卵巢旁可见类妊娠囊的环状高回声结构，内为小液性暗区，部分囊内可见存活胚胎及卵黄囊回声（图 6-2）；子宫直肠陷凹无明显积液。CDFI 显示妊娠囊周边见半环状血流信号，频谱多普勒可记录到中 - 低阻力的动脉性血流频谱。

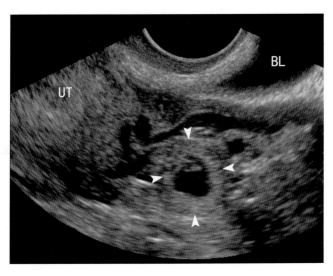

图 6-2　输卵管妊娠孕囊型声像
UT：子宫体；BL：膀胱；箭头：妊娠囊

（2）流产型：一侧卵巢旁见边界不清混合回声团块，实性部分呈不均匀低回声，形态不规则，有时不均团块内仍可见 Donut 征，子宫直肠陷凹内少许积液。CDFI 显示病灶内见局限性血流信号，频谱多普勒显示低阻力型血流频谱。

（3）破裂型：因破裂出血，宫旁血块聚集形成较大肿块，无边界，内部回声杂乱，Donut 征结构模糊，盆、腹腔内大量液性暗区。CDFI 表现为不规则肿块内散在点状血流信号，偶尔可记录到类滋养层周围血流频谱。

（4）陈旧型：宫旁见边界不清的不规则实性肿块，肿块内部呈不均质中等或高回声，可有少量盆腔积液。CDFI 显示包块内血流信号不丰富,肿块边缘可见少许血流信号,可以记录到怪异型血流频谱(图 6-3)。

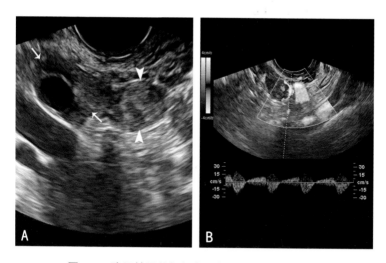

图 6-3 陈旧性异位妊娠灰阶与 CDFI 及频谱声像

A. 陈旧性异位妊娠灰阶声像;B. 陈旧性异位妊娠 CDFI 及频谱声像;箭:卵巢;箭头:异位妊娠病灶

2. 输卵管间质部妊娠 输卵管间质部肌层较厚,妊娠可维持 3~5 月才发生破裂,一旦破裂,出血量多,病情较凶险。子宫增大,一侧宫角向外突出,内见妊娠囊及胚胎或胎儿,胚胎存活时可见胎心搏动,妊娠囊周围近宫体部分有薄层子宫肌层围绕,但其外上方肌层不完整或消失,三维超声子宫冠状切面成像可完整显示妊娠囊与宫腔的关系(图 6-4)。

3. 剖宫产术后子宫瘢痕处妊娠 属于宫内异位妊娠,胚胎着床于子宫前壁下段的瘢痕处,由于此处无正常肌层和内膜,绒毛易侵蚀局部血管,故局部血流信号丰富,刮宫易致大出血。宫腔和宫颈管内未见妊娠囊,子宫前壁下段见妊娠囊回声,胚胎存活时可见胎心搏动,膀胱后方子宫前壁肌层不完整、肌层回声不均匀。CDFI 显示前壁妊娠囊或混合回声处有丰富血流信号,可记录到低阻力的血流频谱(图 6-5)。

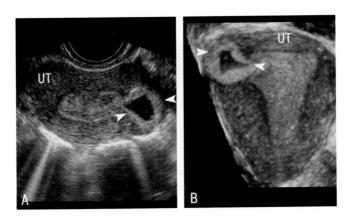

图 6-4　输卵管间质部妊娠灰阶与三维成像

A. 输卵管间质部妊娠灰阶声像；B. 输卵管间质部妊娠三维成像；
UT：子宫体；箭头：妊娠囊

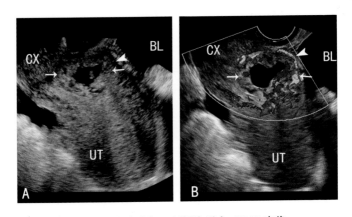

图 6-5　剖宫产切口妊娠灰阶与 CDFI 声像

子宫矢状切面。A. 剖宫产切口妊娠灰阶声像；B. 剖宫产切口妊娠 CDFI 声像；UT：子宫体；CX：宫颈；BL 膀胱；箭：妊娠囊；箭头：剖宫产切口瘢痕

4. 宫颈妊娠　宫腔内无妊娠囊,宫颈梭形增大,宫颈管内可见妊娠囊回声,高回声绒毛附着于宫颈管壁。多普勒显示孕囊周边环状血流信号,为低阻力型血流频谱,若 CDFI 可显示宫颈管内妊娠囊及囊内胚胎的心脏搏动血流信号,可明确宫颈妊娠(图 6-6)。

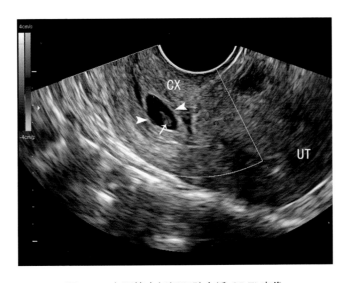

图 6-6　宫颈管内妊娠胚胎存活 CDFI 声像

子宫矢状切面。UT:子宫体;CX:宫颈;箭头:妊娠囊;箭:CDFI 显示胎心搏动

5. 残角子宫妊娠　子宫一侧探及圆形或椭圆形包块,内可见妊娠囊,周围可见子宫肌层回声环绕,包块与子宫紧贴或有蒂相连,但与正常宫腔内膜及宫颈管均不相连,妊娠囊内胎儿常可存活至中期妊娠早期,中孕期因正常子宫显示困难,超声检查常易漏诊(图 6-7)。

6. 宫角妊娠　严格来说宫角妊娠只是一个暂时性诊断,如果大部分绒毛种植于功能层内膜,随着孕囊的增大,妊娠囊突入宫腔,成为正常妊娠;若绒毛种植面位于输卵管开口处,

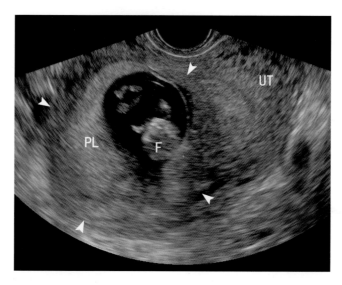

图 6-7　残角子宫妊娠声像

子宫横切面。UT:单角子宫;PL:胎盘;F:胎儿;箭头:妊娠囊

孕囊向输卵管间质部方向生长,成为异位妊娠。早期妊娠超声检查发现妊娠囊种植在一侧宫角处时,应观察 1~2 周,若随着子宫增大妊娠囊突入宫腔,成为正常妊娠,若生长过程中突向宫角,局部肌层不完整,则成为输卵管间质部妊娠。

7. 其他罕见异位妊娠

(1) 卵巢妊娠:卵巢增大,内可见类妊娠囊环状高回声,周边或一侧可见卵泡回声,两者密不可分,破裂后无法显示正常卵巢结构。

(2) 腹(盆)腔妊娠:早期因妊娠囊太小较难定位,妊娠囊可以种植到腹、盆腔内任何部位,宫腔内见增厚的内膜回声;较大孕周的妊娠囊与孕妇腹壁贴近,胎儿与胎盘周围未见子宫肌层回声。

【鉴别诊断】

异位妊娠的妊娠囊与同侧卵巢内黄体鉴别,后者位于卵巢内,周边环状血流信号;异位妊娠混合性包块与炎性包块、黄体破裂等可根据其停经史、HCG 阳性鉴别;异位妊娠应注意识别宫内假妊娠囊;子宫瘢痕妊娠需注意与流产、宫颈妊娠、非瘢痕处子宫峡部妊娠鉴别;残角子宫妊娠与双子宫合并一侧子宫腔内妊娠鉴别,后者妊娠侧宫腔与宫颈相连。

【注意事项】

1. 重视病史是提高异位妊娠正确诊断率的关键,病史不典型时对此病的警惕有助于鉴别诊断。

2. 尽可能采用经阴道扫查,可提高早期检出率。

3. 强调动态观察,孕周太小、异位妊娠未破裂时超声难以发现病灶而易漏诊。

4. 若 HCG 持续升高,经阴道超声未发现妊娠囊或宫外无包块,应强调复查。

【超声诊断局限性】

1. 经腹超声检查容易漏诊,准确率明显低于经阴道超声检查,有条件应尽量采用经阴道超声检查辅助诊断。

2. 卵巢妊娠破裂与妊娠黄体破裂、输卵管妊娠破裂声像改变无法鉴别,多数在临床术中和行病理检查诊断。

第三节 产褥感染与晚期产后出血

【简介】

产褥期是产后 6 周内即从胎盘娩出至全身各器官(除乳腺外)恢复到正常未孕状态的一段时间。分娩 24 小时后,在产褥期内发生的子宫大量出血称晚期产后出血。产褥感染是分娩和产褥期内生殖道局部或全身的感染。晚期产后出血的原因有:胎盘、胎膜、蜕膜残留,胎盘植入,子宫胎盘附着面感染或复旧不全,感染及剖宫产术后子宫切口愈合不良等。产后出血也可导致感染。

【扫查方法和技巧】

可采取经腹和经阴道超声检查,子宫复旧早期,子宫体积较大,一般采用经腹超声扫查,子宫复旧近正常大小时,可采用经阴道超声检查。扫查范围应包括整个子宫和双侧卵巢，并注意宫腔内原胎盘附着处情况、有无组织物残留及观察剖宫产切口情况。

【超声诊断要点】

1. 产后胎盘粘连或植入导致胎盘残留时，子宫不同程度增大，宫腔内见胎盘组织回声，残留胎盘大小不同，形状多不规则，呈稍高回声或混合回声团块，胎盘植入时胎盘与肌层多分界不清，胎盘处子宫肌层视胎盘植入肌层深度不同而薄弱程度不同（图 6-8）；CDFI 显示胎盘下肌层丰富血流信号，若仅为胎盘粘连，则无明显血流信号。

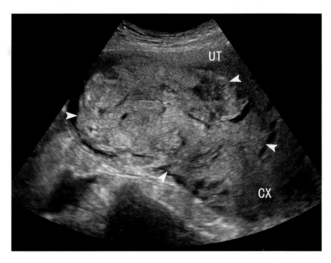

图 6-8　产后胎盘植入残留声像

子宫矢状切面。UT：子宫体；CX：宫颈；箭头：胎盘

2. 产褥期子宫内膜炎、子宫肌炎时，超声显示子宫稍增大，肌壁回声稍减低或不均匀，宫腔线不光整，可见气体线回声或残留胎盘内见气体回声；CDFI 显示子宫肌壁血流丰富。急性盆腔炎及输卵管炎症声像图特征见相关章节。

【鉴别诊断】

胎盘植入或粘连性残留需与胎盘滞留鉴别，后者应用缩宫素后胎盘可排出;胎盘植入残留还需与宫腔积血、血凝块鉴别,后者宫腔内占位无血流信号,与内膜分界清晰。

【注意事项】

1. 产褥期感染是临床诊断,根据临床症状和体征怀疑产褥期感染时,应用超声检查排除胎盘残留、剖宫产切口积血等可导致感染的因素,并判断有无盆腔脓肿。

2. 产后胎盘残留伴有宫腔内散在气体回声,同时伴有发热、疼痛、异常恶露的症状、体征时,即使附件区、盆腔内未见脓肿或炎性包块回声,也应考虑产褥感染可能。

3. 胎盘粘连残留和植入性残留超声鉴别有时较困难,若出血不多,可在临床处理后定期复查,必要时可采用经静脉超声造影协助诊断,帮助判断胎盘植入的深度和范围。

4. 少许胎盘组织残留与胎膜残留超声鉴别较困难,可定期复查。

第七章 卵巢病变的超声诊断

第一节 卵巢肿瘤概述

卵巢虽小,组织成分却非常复杂,卵巢肿瘤组织学类型繁多(参见WHO2003年版卵巢肿瘤组织学分类),且有良性、交界性和恶性之分,是全身脏器中原发肿瘤类型最多的部位,因此,超声诊断卵巢肿瘤具体类型较为困难。

【卵巢肿瘤与相关标志物】

不同类型的卵巢肿瘤具有一定的相对特异的标志物,可用于辅助诊断及病情监测。①CA125、CA19-9、CEA:卵巢上皮性肿瘤标志物;②AFP(甲胎蛋白):对卵巢卵黄囊瘤、未成熟型畸胎瘤、无性细胞瘤有协助诊断意义;③HCG:对非妊娠性绒毛膜癌有特异性;④性激素:颗粒细胞瘤、卵泡膜细胞瘤可产生较高水平的雌激素;⑤鳞癌相关抗原(SCC):成熟型畸胎瘤恶变时可升高。

【卵巢肿瘤与声像图类型】

由于卵巢组织的多样性和肿瘤类型的复杂性,超声检查无法进行组织学诊断,但可对之进行较准确的超声物理声像特征判定。根据声像图表现其物理声像特征主要分三大类:①囊性病变:病灶内囊性部分≥90%;②实性病变:病灶内实性部分≥90%;③混合性病变:又可分为实性为主的病变(囊性部分占10%~49%)和囊性为主的病变(囊性部分占50%~89%)。

根据卵巢肿瘤的血流分布情况,卵巢肿瘤声像图上可分为三型。0型:肿瘤周边及内部均无明显的血流信号;Ⅰ型:实性部分可见点状、短线状血流信号,或囊内分隔上可见血流信号,或囊壁见血流信号;Ⅱ型:实性部分可见树枝状或网状血流信号,伴或不伴囊内分隔血流信号。根据声像图的物理性质,结合肿瘤边界、分隔、内部结构及其血流分布特征,可反映肿瘤病变的大体结构和血供情况,进而判断其病理性质。

【扫查方法】

对有性生活史者可采用经阴道或经腹超声扫查,无性生活史者则可采用经直肠或经腹超声扫查。正常卵巢体积较小,位置多变,因此卵巢病变的超声检查需经腹联合经阴道或经直肠扫查。

【注意事项】

1. 扫查方法互补　经腹和腔内超声结合可提高卵巢显示率及其病变显示范围,尤其适合肥胖、绝经后卵巢较小的患者和盆腔术后粘连、卵巢难以显示者。对于较大的卵巢肿瘤,经腹扫查观察其全貌,经阴道或直肠扫查观察其内部血供特征、与子宫的关系等。

2. 检查技术的选择　应常规选用灰阶显像和多普勒超声技术观察卵巢病变,判断困难及有条件的机构可以增加超声造影技术(参见中国医师协会超声造影相关指南),了解卵巢病变血流灌注情况。

第二节　卵巢瘤样病变

【简介】

卵巢瘤样病变(tumour-like conditions)病理类型包括妊娠黄体瘤、间质卵泡膜细胞增生症、间质增生症、卵巢重度水肿以及一些功能性囊肿等。临床上常见的瘤样病变多数为功能性囊肿即非赘生性囊肿,包括滤泡囊肿、黄体囊肿、黄素化囊肿、子宫内膜异位囊肿等。卵巢功能性囊肿多数需结合月经史判断,超声图像有一定特征。

【超声诊断要点】

1. 卵巢单房囊肿　滤泡囊肿、黄体囊肿和单纯性囊肿均可表现为卵巢内的单房囊肿。囊肿壁薄,内为无回声,直径常不超过 50mm,偶可达 70~80mm。囊肿一侧常可见正常卵巢结构,呈半月形附于囊肿边,内见小卵泡(图 7-1)。CDFI 显示囊壁上细小环状或半环状血流信号。多数在 4~6 周内逐渐吸收或自行破裂,临床上不需特殊处理。

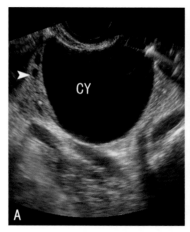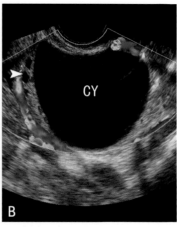

图 7-1　卵巢单房囊肿灰阶与 CDFI 声像

A. 卵巢单房囊肿灰阶声像;B. 卵巢单房囊肿 CDFI 声像;CY:囊肿;箭头:囊肿周围正常卵巢组织

2. 黄体血肿　根据黄体内出血量和时间不同其声像图表现多样化。黄体早期囊内出血较多时表现为卵巢内近圆形囊肿,囊壁厚,囊内杂乱不均质低回声;黄体中期血肿内血液凝固,囊壁变薄而规则,内壁光滑,囊内回声减低,呈粗细不等网状结构;黄体晚期血液部分吸收,囊内回声可呈实性稍高回声,当血液完全吸收后形成黄体囊肿,囊壁变得光滑,囊内无回声。CDFI 显示囊肿周围环状血流信号,记录到高速低阻的血流频谱,阻力指数有时可低于 0.40(图 7-2,图 2-4)。

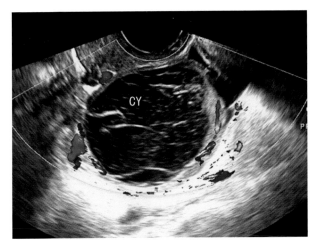

图 7-2　卵巢黄体血肿 CDFI 声像

CY：黄体血肿

3. 多囊卵巢综合征　双侧卵巢轮廓清晰，均匀性增大，一侧或两侧卵巢内含有≥12 个直径小于 10mm 的小囊泡状结构，在卵巢皮质呈车轮状分布；卵巢中部髓质回声增强；卵巢无优势卵泡生长及排卵征象（图 7-3）。子宫大小正常或偏小，内膜薄，缺乏周期性变化，或内膜呈不同程度增生改变，无分泌期改变。

4. 子宫内膜异位囊肿　卵巢内囊性占位，呈圆形或椭圆形，可单发也可多发，大小不一，直径一般 5~6cm，最大可达 20cm 以上；边界清，囊壁较厚，内壁欠光滑；囊内回声多数为均匀云雾状低回声，见图 7-4，也可呈无回声内散在细点状回声、类实质型和混合型回声，内部回声可随体位变动而发生移动或漂浮。部分病例可观察到周期性变化，月经期内部回声增多，体积稍增大，月经期过后则相反。CDFI 显示病灶内无明显血流信号。

【鉴别诊断】

1. 黄体血肿因出血时间、出血量不同而声像图变化较大，与较小的卵巢恶性肿瘤、异位妊娠和炎性包块内血流信号

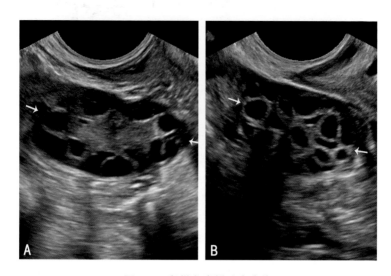

图 7-3 卵巢多囊样改变声像

A.右侧卵巢多囊样改变声像;B.左侧卵巢多囊样改变声像;箭:卵巢

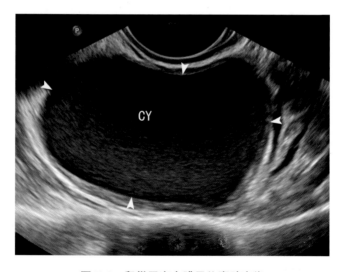

图 7-4 卵巢子宫内膜异位囊肿声像

CY:卵巢子宫内膜异位囊肿;箭头:卵巢子宫内膜异位囊肿边界

丰富且呈低阻力动脉血流频谱相似,需仔细鉴别,可根据月经周期和黄体血肿的环状血流信号鉴别,短期复查声像图有改变。

2. 较大的黄体血肿破裂时,临床表现类似急腹症,有时声像图表现酷似异位妊娠或盆腔炎,可借助病史和 HCG 水平鉴别。

3. 子宫内膜异位囊肿呈混合性回声时,需与卵巢实性肿瘤鉴别,后者实性部分可见较丰富血流信号。

【注意事项】

1. 卵巢功能性或非赘生性囊肿常与月经周期性改变有关,动态随访观察有助于明确诊断。

2. 对于各种卵巢单房性囊肿超声无法准确鉴别,可仅提示单纯性囊肿。

3. 黄体血肿是最常见的卵巢生理性改变,最容易被误诊为卵巢肿瘤,充分认识黄体的特征并结合月经周期是诊断的关键。

4. 多囊卵巢综合征是临床诊断,超声只能观察和提示卵巢多囊样改变。

5. 卵巢子宫内膜异位囊肿的声像变化多样,有时与其他附件肿块有相同的灰阶和 CDFI 声像图特征,难以准确诊断。卵巢上斑点状异位病灶,或深部子宫内膜异位病灶超声检查常常无法检测出来。

第三节　良性卵巢肿瘤

【简介】

常见的良性卵巢肿瘤(benign ovarian tumor)包括卵巢囊腺瘤、成熟型畸胎瘤、卵巢纤维瘤和卵泡膜细胞瘤(后两者属于卵巢卵泡膜 - 纤维瘤组肿瘤),这些肿瘤约占所有卵巢良性肿瘤的 95% 以上。

尽管良性卵巢肿瘤种类繁多,形态各异,具体肿瘤病理类型较难鉴别,在超声声像图上表现为子宫旁囊性、实性和混合性回声等多种类型肿块,但绝大多数肿块形态规整、边界较清,内部回声相对清晰,且属于少血供型。

以下情况符合良性肿瘤特点:①随月经周期改变的或与早孕伴随的卵巢肿块,表现为囊性,即使内部有少许回声,多数也为良性;②与葡萄胎或绒毛膜癌伴随的双侧卵巢多房性囊肿,间隔较细者;③直径小于 5cm 的囊肿,囊壁薄而光滑,囊内无实性成分者;④具有典型的囊性畸胎瘤声像图特征;⑤具有典型纤维瘤声像图特征的实性肿块;⑥CDFI 显示瘤内无血流,或少许血流信号,频谱为高阻血流。

【超声诊断要点】

1. 囊腺瘤　属于卵巢上皮性肿瘤。多数表现为多房囊性肿块,少部分表现为单房性,肿块外形椭圆形,边界清晰,囊内为无回声,囊壁不规则,囊壁光滑。浆液性囊腺瘤以单房、少房居多,黏液性囊腺瘤以多房为主,且瘤体较大(图 7-5,图 7-6)。乳头状囊腺瘤在瘤内壁及分隔上可见散在的点状、结节状或乳头状凸起,以浆液性囊腺瘤多见(图 7-7)。CDFI 显示囊壁、囊

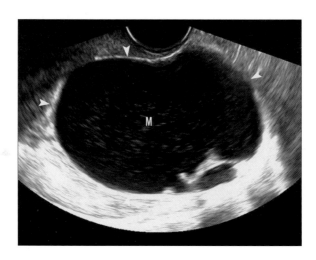

图 7-5　卵巢浆液性囊腺瘤声像

M:卵巢浆液性囊腺瘤;箭头:浆液性囊腺瘤边界

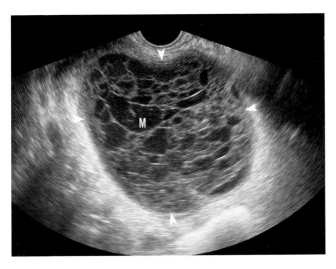

图 7-6　卵巢黏液性囊腺瘤声像

M:卵巢黏液性囊腺瘤;箭头:黏液性囊腺瘤边界

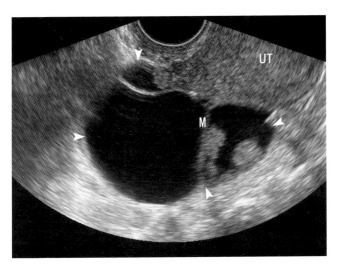

图 7-7　卵巢乳头状囊腺瘤声像

UT:子宫体;M:卵巢乳头状囊腺瘤;箭头:乳头状囊腺瘤边界

内间隔以及乳头上可见细条状血流(图7-8),频谱多普勒可记录到低速中等阻力动脉频谱。当分隔较多,血流较丰富时,血流频谱与恶性卵巢肿瘤频谱相似,需注意交界性囊腺瘤可能,但超声较难鉴别。卵巢囊腺瘤病变可呈双侧性,以浆液性囊腺瘤多见。

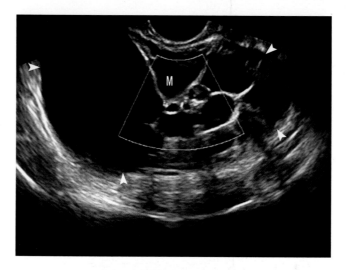

图7-8   卵巢囊腺瘤CDFI声像

M:卵巢囊腺瘤;箭头:卵巢囊腺瘤边界

2. 成熟型畸胎瘤   属于卵巢生殖细胞肿瘤。成熟型畸胎瘤病理组织的多样性使其声像图表现多样复杂,其声像图类型可分为囊性型、混合型和实性型,较具特异性的征象有:

(1)壁立结节征:囊肿内壁上可见隆起的强回声结节,可为单个或多个,其后可伴有声影,结节的组织结构可为牙齿或骨组织(图7-9)。

(2)脂液分层征:肿块浅层为均匀点状中强水平回声,代表比重较低的皮脂和少许毛发,深层为含水的无回声,肿块内高和低回声区之间有一水平分层界面(图7-10)。

(3)面团征:肿块无回声区内含高回声团,圆形或椭圆形,边缘清晰,浮于囊肿内或附于囊壁,肿瘤也可只表现为高回声团,高回声团多为脂质和毛发形成(图7-11)。

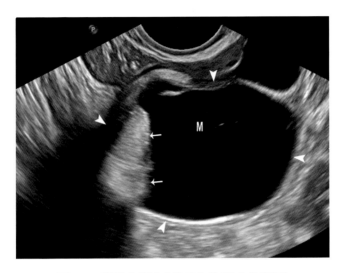

图 7-9　卵巢成熟型畸胎瘤声像（壁立结节征）

M：卵巢成熟型畸胎瘤；箭头：卵巢畸胎瘤边界；箭：壁立结节征

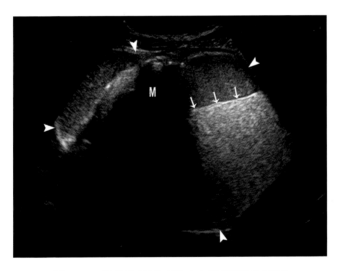

图 7-10　卵巢成熟型畸胎瘤声像（脂液分层征）

M：卵巢成熟型畸胎瘤；箭头：卵巢畸胎瘤边界；箭：脂液分层征

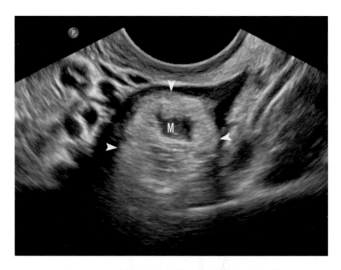

图 7-11　卵巢成熟型畸胎瘤声像(面团征)

M:卵巢成熟型畸胎瘤;箭头:卵巢畸胎瘤边界

(4)瀑布征:肿块内含实性强回声团块,后方回声明显衰减,似瀑布状或垂柳状,其组织结构上常为大量皮肤组织或骨组织聚集(图 7-12)。

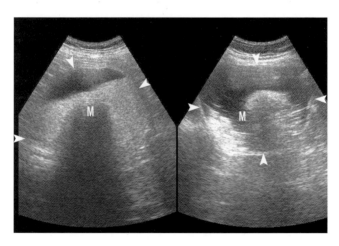

图 7-12　卵巢成熟型畸胎瘤声像(瀑布征)

M:卵巢成熟型畸胎瘤;箭头:卵巢畸胎瘤边界

(5) 其他征象:除了以上相对特征性的图像表现外,在囊肿内部还可有散在星花点状高回声(图 7-13),平行短线状回声或多种回声特征混杂等(图 7-14)。

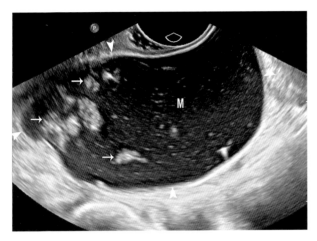

图 7-13　卵巢成熟型畸胎瘤声像(星花征)

M:卵巢成熟型畸胎瘤;箭头:卵巢畸胎瘤边界;箭:星花征

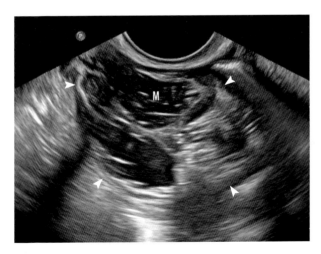

图 7-14　卵巢成熟型畸胎瘤声像(杂乱回声征)

M:卵巢成熟型畸胎瘤;箭头:卵巢畸胎瘤边界

（6）CDFI 表现：绝大多数成熟型畸胎瘤血流特征为少血流或无血流信号，即无论瘤内回声如何复杂，瘤中部甚至包膜上都极难显示血流信号，可据此血流特征区别其他附件肿块。个别瘤体内含单一特殊组织成分如神经组织、甲状腺组织等，瘤内实性成分可检测到血流信号。

3. 卵泡膜 - 纤维瘤组肿瘤　属于卵巢性索 - 间质细胞肿瘤，常见类型为卵泡膜细胞瘤和卵巢纤维瘤。声像图具有如下特征：肿块呈椭圆形，边界清楚，内为实性或以实性为主的混合性回声；内部回声可呈较均质的高或低回声、也可呈不均质的高或低回声。高回声常见于卵泡膜细胞瘤，可伴后方回声衰减；低回声常见于纤维瘤，伴回声衰减；不均质回声常为两种组织成分混合所致，可呈"增强 - 衰减"模式（图 7-15）；可合并因雌激素增多相关的病变如子宫肌瘤及子宫内膜增生症等；纤维瘤可伴有少量胸水、腹水。CDFI 显示瘤体中心或周边少许血流信号。

【鉴别诊断】

1. 良性卵巢肿瘤需与其他来源的盆腔肿块和病变，如浆

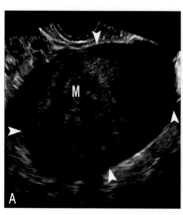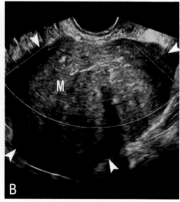

图 7-15　卵巢卵泡膜细胞瘤灰阶与 CDFI 声像

A. 卵巢卵泡膜细胞瘤灰阶声像；B. 卵巢卵泡膜细胞瘤 CDFI 声像；M：卵泡膜细胞瘤；箭头：卵泡膜细胞瘤边界

膜下子宫肌瘤、盆腔腹膜后肿瘤、肠道肿瘤等相鉴别。仔细判断双侧有无正常卵巢结构,仔细观察肿块与子宫及相邻器官的关系可帮助鉴别。个别疑难病例可借助静脉超声造影辅助诊断肿块来源。

2. 良性卵巢肿瘤需与卵巢功能性囊肿鉴别,后者有周期性特征,定期复查可缩小或消退。

3. 成熟型畸胎瘤因瘤内成分复杂,回声多样,有时容易漏诊和误诊。发现可疑的附件肿块时可在腹部稍加压观察肿块的整体运动,与周围肠管蠕动相鉴别;与其他病变鉴别时注意其血流特征,成熟畸胎瘤瘤内常无血流信号,若 CDFI 可显示较丰富的血流信号,应怀疑恶变或其他类型肿瘤。

【注意事项】

1. 良性卵巢肿瘤种类繁多,超声检查在多数情况下可以判断卵巢肿块的物理性质,除了典型的成熟型畸胎瘤外,多数难以准确判断其病理类型。

2. 卵巢肿瘤的定位诊断强调寻找两侧卵巢,如果能显示明确的正常卵巢结构,排除卵巢肿瘤则较有把握,也能防止漏诊。

3. 有些良性卵巢肿瘤可双侧发生,检查时不要遗漏。

第四节　恶性卵巢肿瘤

【简介】

恶性卵巢肿瘤(malignant ovarian tumor)占妇科恶性肿瘤的 25%,在女性致死性癌症中排第 4 位。由于恶性卵巢肿瘤起病隐匿,大部分病例在发现时已是晚期。恶性卵巢肿瘤的种类更为繁多和复杂,但在超声声像图表现上有一定的共性,尤其是晚期恶性卵巢肿瘤,不同病理类型表现为相类似的特征,了解恶性卵巢肿瘤声像特征有助于判断卵巢肿瘤的良恶性,早期发现恶性卵巢肿瘤。

【超声诊断要点】

1. 灰阶超声表现　肿块多为囊实性,可呈囊性或实性为主或囊实各半,类圆形或椭圆形,形态可不规整,囊壁厚薄不均,囊腔内有乳头或菜花样实性回声突起,内部回声实性与囊性夹杂,回声杂乱(图7-16,图7-17);实性为主肿块往往形态

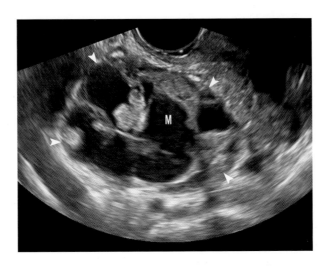

图 7-16　恶性卵巢肿瘤声像(囊性为主回声)

M:恶性卵巢肿瘤;箭头:恶性卵巢肿瘤边界不清

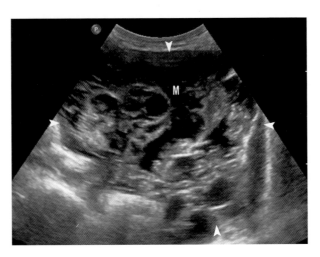

图 7-17　恶性卵巢肿瘤声像(囊实性回声)

M:恶性卵巢肿瘤;箭头:恶性卵巢肿瘤边界不清

不规整、椭圆形或肾形，包膜大多完整，内部回声杂乱不均匀，回声强弱不等，在实性回声中夹有大小不一、类圆形或不规则形的无回声区（图7-18）。除肿瘤本身的表现外，盆腹腔内腹水征是恶性卵巢肿瘤的常见合并征象。以囊实性回声为特征的恶性卵巢肿瘤包括：浆液性囊腺癌和黏液性囊腺癌、未成熟畸胎瘤和成熟型畸胎瘤恶变、子宫内膜样腺癌；以实性肿块为表现者包括：颗粒细胞瘤、无性细胞瘤、卵黄囊瘤、支持-莱狄细胞瘤、恶性Brenner瘤、恶性淋巴瘤、克鲁根勃瘤。

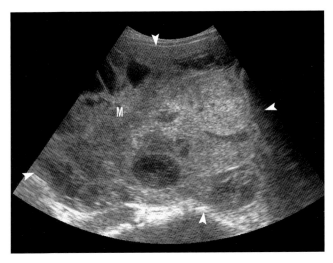

图7-18　恶性卵巢肿瘤声像（实性为主回声）
M：恶性卵巢肿瘤；箭头：恶性卵巢肿瘤边界不清

2. 多普勒超声表现　肿块的囊壁、囊内间隔上或实性区内可显示丰富的条状、网状或小片状血流信号；频谱多普勒常可记录到低阻力型动脉血流频谱，RI常小于0.40，在肿块边缘部分血流信号较明亮处可记录到较高速血流（图7-19）。

3. 实性或实性为主的卵巢肿瘤以恶性居多　如果形态不规则，或伴有肿块中央坏死液化产生的小片无回声区，以及伴腹水、腹膜转移瘤征象，更应考虑恶性卵巢肿瘤可能。

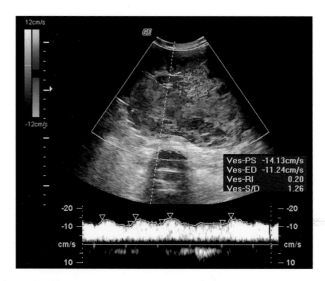

图 7-19　恶性卵巢肿瘤 CDFI 和血流频谱特征

　　4. 转移性卵巢肿瘤　多由消化道如胃和大肠等部位的恶性肿瘤转移而来,称为库肯勃瘤。卵巢转移性肿瘤声像特点与实性为主的卵巢原发性恶性肿瘤相似,但以双侧卵巢受累更为多见,有原发肿瘤的相关病史和临床表现,多数伴有腹水。

　　【鉴别诊断】

　　1. 恶性卵巢肿瘤需与良性卵巢肿瘤鉴别,根据肿块回声和血流特征等综合指标进行鉴别,见下节。

　　2. 边界不清、形态不规则的恶性卵巢肿瘤需与炎性肿块鉴别,后者有腹痛、发热、血常规检查白细胞升高等临床表现。

　　【注意事项】

　　1. 不同类型的恶性卵巢肿瘤声像图有相似之处,超声无法准确辨别其病理种类,需结合临床和相关肿瘤标志物综合分析,超声可提示恶性的可能性,最后的诊断依赖手术病理检查。

　　2. 早期卵巢癌超声诊断困难。对绝经期妇女和有家族遗传史者,常规定期超声监测卵巢大小有助于早期诊断。一且发现卵巢体积增大,形态异常或伴有盆腔积液,应提高警惕。腔内超声检查结合肿瘤相关标志物,可使早期癌诊断特异性明显增高。

3. 对于晚期恶性卵巢肿瘤,经腹超声和腔内超声相结合,扩大检查范围,有助于卵巢癌的临床分期诊断。

第五节 卵巢肿瘤的良恶性鉴别诊断

【简介】

卵巢肿瘤良恶性的诊断有赖于手术和病理组织学检查,早期的恶性卵巢肿瘤靠影像学检查和术中肉眼标本检查也难以判断其良恶性,较大的肿块则需综合临床表现(包括患者年龄、症状、月经情况)、影像学特征(超声声像图特征及其他影像学资料)、实验室检查(肿瘤标记物)等作出初步的术前诊断。

【良恶性卵巢肿瘤鉴别要点】

超声检查发现卵巢占位病变,怀疑卵巢肿瘤时,应结合临床病史、体征和肿瘤标记物,分析肿瘤的超声特征,初步进行肿瘤的良恶性判断(表 7-1)。

表 7-1 良性与恶性卵巢肿瘤的鉴别要点

鉴别内容	提示良性	提示恶性
临床资料		
体征	单侧多,活动,囊性,光滑,多无腹水	双侧多,实性或半实性,表面结节状,伴腹水
肿瘤标记物	正常	升高
灰阶超声		
大小	小,<10cm	大,≥10cm
边界	边界清晰、规则	边界不清,不规则
囊壁及分隔	单囊,壁薄、分隔细而均匀	壁厚薄不均,分隔粗细不均,囊内乳头状突起 4 个以上

续表

鉴别内容	提示良性	提示恶性
内部回声	较单纯,液性暗区为主,内壁光滑;实性成分直径<7mm,边界清晰,伴声影	内回声杂乱,实性回声区呈块状不均质,囊性与实性区分界不清,回声多样
多普勒超声表现		
血流分布	无或少量血流,分布在包膜或细隔上	包膜或实质部分血流丰富
阻力指数(RI)	>0.40	≤0.40
转移灶	无	Ⅲ期以上能发现转移灶

【注意事项】

1. 灰阶超声与多普勒超声联合,结合年龄等临床病史判断卵巢肿瘤的良恶性比任何单项指标具有更高的准确性。

2. 经阴道多普勒超声检查可获得较好的血流分辨力,有助于检测瘤内血流分布及频谱,辅助鉴别卵巢肿瘤的良恶性。

3. 对于多普勒超声无法获得满意血流指标的卵巢肿瘤,有条件可选用静脉超声造影技术辅助判断。

4. 因仅有不到一半的卵巢肿瘤具有较典型的良性或恶性的声像图特征,超声对于术前卵巢肿瘤的良恶性判断价值仍然有限;无论采用何种技术和途径,超声检查对于判断交界性或早期恶性卵巢肿瘤的准确性更是非常有限。

第六节 其他卵巢病变

【简介】

卵巢及卵巢肿瘤在特定情况下会发生肿瘤蒂扭转、破裂、瘤内出血、卵巢及附件扭转等。此类病变的共同临床特征为突发下腹痛,伴恶心、呕吐,盆腔内可扪及张力大之包块,压痛明显;大多数有跳跃、剧烈运动、快速体位改变、排便或撞击史。超声检查是重要的辅助诊断和鉴别诊断的方法。

【超声诊断要点】

1. 卵巢肿瘤蒂扭转　声像特征包括原发病灶的瘤体特征加上肿瘤与子宫之间的扭转蒂部的"麻绳状"低回声。瘤体为囊性时,可见囊壁水肿,呈均匀增厚;瘤体为实性者,其内回声减低或因伴有缺血坏死,透声性增加。扭转程度不同,"麻绳"的螺旋数量不同,横切面呈一低回声多层同心圆状结构。血流信号可反映扭转程度轻重,扭转初期或较松时,蒂部尚可见同心圆状血流信号(图 7-20);扭转圈数多、时间较长时,原

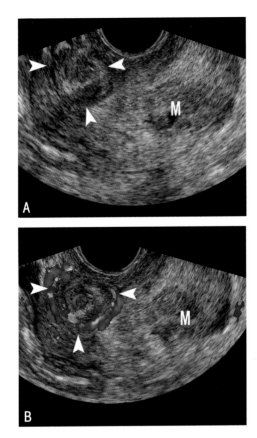

图 7-20　卵巢肿瘤蒂扭转蒂部灰阶与 CDFI 声像

A. 卵巢肿瘤蒂扭转蒂部灰阶声像;B. 卵巢肿瘤蒂扭转蒂部 CDFI 声像;
M:卵巢肿瘤;箭头:扭转的蒂部

发病灶的肿瘤内出现坏死、出血,使得内部回声杂乱,其内部、包膜及扭转的蒂部均无血流信号。

2. 卵巢囊肿破裂　子宫旁附件区囊性为主的肿块,边界不清,形状不规则,呈塌陷状;或者原有的囊肿突然变小,囊壁塌陷(图 7-21);腹腔内出现游离积液,超声常无法显示破裂口具体位置,偶尔可见囊肿与腹腔积液相通。合并出血时,积液内可见云雾状低回声,单纯囊肿破裂时积液为无回声。CDFI示不规则囊性肿块近子宫侧包膜可见血流信号,具有原发囊肿的血流供应特征。

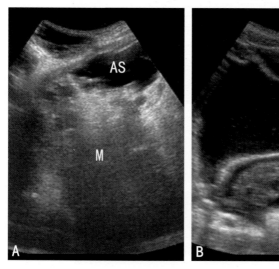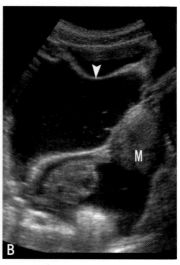

图 7-21　卵巢畸胎瘤破裂声像

经腹扫查卵巢畸胎瘤破裂声像。A.卵巢畸胎瘤破裂灰阶声像;B.卵巢畸胎瘤破裂灰阶声像。M:卵巢畸胎瘤;AS:腹腔积液;箭头:腹腔积液

3. 卵巢肿瘤瘤内出血　恶性卵巢肿瘤生长速度较快、瘤体组织坏死时可发生瘤内出血。卵巢囊性肿瘤内出血时,肿瘤内见区域性絮状回声或云雾状回声,内无血流信号。声像图无特异性,其诊断往往需结合腹痛症状,以及通过对比以往附件肿块的声像变化考虑。

4. 卵巢扭转　多发生在青少年,无卵巢囊肿或肿瘤病史。超声检查双侧卵巢不对称,扭转侧卵巢肿大,内回声减低,因多数合并输卵管扭转,扭转蒂部呈麻绳状增粗,多普勒超声显示增大卵巢内无血流信号(图 7-22)。

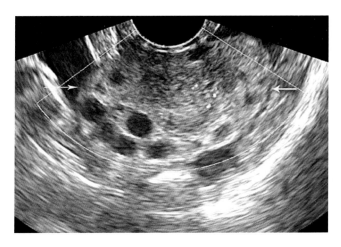

图 7-22　卵巢扭转 CDFI 声像

经阴道扫查卵巢扭转声像。箭:卵巢

【鉴别诊断】

1. 上述卵巢病变的临床表现与外科其他急腹症相似,尤其后者合并卵巢占位病变时更难鉴别,需紧密结合临床症状和体征,以及结合以往妇科超声阳性结果鉴别。

2. 上述卵巢病变的临床症状和附件占位与异位妊娠相似,应根据妊娠相关病史、血 HCG 水平相鉴别。

【注意事项】

1. 以上卵巢病变的超声图像大多数没有特异性,均需密切结合病史进行诊断。

2. 高分辨力的多普勒超声未能显示卵巢或卵巢内肿块血流信号,且在肿块与子宫之间出现"麻绳状"低回声,提示有卵巢及附件扭转。但扭转的肿块内探及血流并不能完全排除肿块扭转。扭转时仍然可见血流信号可能与不完全扭转、扭转早期等有关。

3. 卵巢及卵巢病变发生慢性扭转时,若没有明确的腹痛病史,极易漏诊。

4. 较小的囊肿、单纯性囊肿以及卵巢肿瘤浸润性生长引起的破裂,其症状相对较轻,容易被忽略。

5. 肿瘤或囊肿内出血若无明显症状,很难被发现,使得肿瘤内部回声更为复杂,增加判断的难度。

第八章　输卵管病变的超声诊断

第一节　急、慢性盆腔炎症

【简介】

急性盆腔炎包括急性子宫体炎和急性附件炎（输卵管卵巢脓肿），慢性盆腔炎主要表现为输卵管炎性积水、输卵管卵巢囊肿。盆腔炎症（pelvic inflammatory disease）导致的盆腔形态学异常以输卵管形态改变为特征，输卵管在正常情况下经常规超声检查难以显示，当发生急、慢性盆腔炎症时，可因输卵管增粗或积液而被检测出来。输卵管炎症常合并卵巢炎症，两者难以区分开来。

【扫查方法】

采用经阴道超声检查，检查时注意观察输卵管的管壁厚度、管腔内成分及其与卵巢及周围盆腔组织的结构关系。

【超声诊断要点】

1. 急性输卵管卵巢炎　输卵管卵巢炎急性期仅表现为输卵管轻度增粗（直径 >0.5cm），卵巢增大、回声减低；随着炎症进展病灶与周围组织分界不清，炎症未得到控制时形成输卵管卵巢脓肿，表现为输卵管增粗，管壁增厚，输卵管内积液形成不均质云雾状低回声，呈弯曲管道状相连（图 8-1）；波及同侧卵巢时，同侧卵巢增大形成脓肿，形成圆形的囊性结构，内可见与输卵管腔内一样的不均质云雾状低回声，两者相连，但囊内液互不相通；多数病例在子宫直肠陷凹处可见云雾状

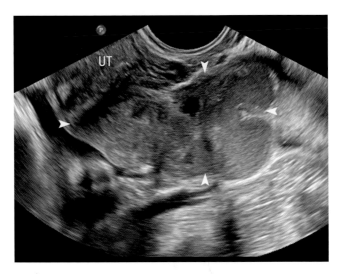

图 8-1　输卵管积脓声像

UT:子宫体;箭头:输卵管积脓

低回声区,内可有点状高回声。CDFI 显示病灶内分隔或周边可见较丰富条状血流信号,可记录到中等阻力动脉血流频谱。

2. 慢性输卵管炎症　急性盆腔炎过后,可遗留下输卵管积水、输卵管卵巢粘连或子宫、卵巢旁粘连包裹性积液等。

(1) 输卵管积水:输卵管增粗肿大,管壁薄、光滑,内透声好,囊内可见不完整分隔,呈弯曲管道状或囊袋状(图 8-2)。其旁可见正常卵巢回声。

(2) 输卵管卵巢囊肿:输卵管卵巢脓肿经吸收后可形成输卵管卵巢囊肿,可为多房性不规则囊性团块,内可见分隔,团块与周围组织因粘连而分界不清。

(3) 附件慢性炎性包块:输卵管卵巢炎症后慢性纤维增生形成,可与肠管、网膜、子宫等粘连,表现为边界不清、不均质低回声的占位(图 8-3)。

【鉴别诊断】

1. 输卵管卵巢脓肿需与异位妊娠形成的混合性包块鉴别,可结合临床及 HCG 水平作出判断。

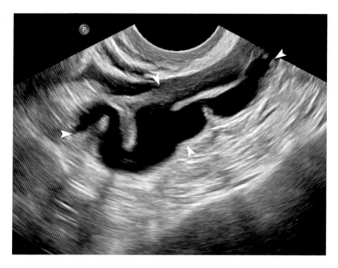

图 8-2　输卵管积水声像

箭头:输卵管积水

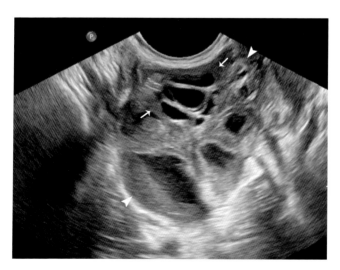

图 8-3　附件慢性炎性包块声像

箭头:慢性炎性包块;箭:被慢性炎性包块包裹的卵巢声像

2. 卵巢囊肿蒂扭转合并感染时,其周围有渗出粘连、囊内有出血时声像图表现类似输卵管卵巢脓肿,须结合病史及临床表现进行原发病变的综合判断。

3. 盆腹腔疾病手术后感染、粘连,常在肠管、大网膜、乙状结肠壁及内生殖器官之间形成包裹性积液,须与卵巢囊肿及输卵管积水相鉴别,后者肿块呈弯曲管道状的特征。

【注意事项】

1. 输卵管积液或积脓在声像图上有管道状的特征,鉴别诊断时应仔细观察包块的形态结构。

2. 亚急性感染性肿块与恶性肿瘤鉴别困难,要结合临床病史、妇科检查及实验室检查。对诊断不清者可抗感染治疗后定期复查,对比图像的变化判断。

3. 经阴道超声检查可更详细观察输卵管管状结构、壁上皱褶、囊壁边界、病灶血流等,有助鉴别诊断,但对于盆腔巨大囊性占位,需结合经腹超声检查,以免漏诊与误诊。

第二节 原发性输卵管癌

【简介】

原发性输卵管癌(fallopian tube cancer)多见于绝经期及绝经期后妇女,典型症状为阴道大量排液,早期为清亮液体,晚期为血性。发病率很低,极易误诊。

【扫查方法】

建议采用经阴道超声扫查,若子宫和盆腔占位较大,需结合经腹扫查。注意观察子宫、卵巢与病变的关系。

【超声诊断要点】

1. 子宫旁不规则形、腊肠状、梨状或管状肿块,紧贴宫颈后方或子宫两侧,呈囊性、混合性或偏实性回声,囊性包块内有时可见乳头,无明显包膜结构;子宫大小正常,子宫内常有宫腔线分离、宫腔积液征象,内膜无明显增厚(图8-4)。

2. CDFI显示肿块囊壁或实性区内有散在血流信号,频谱

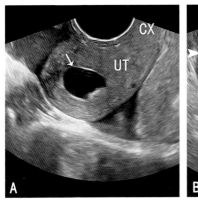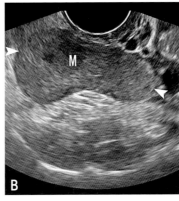

图 8-4 输卵管癌子宫与肿块声像

A. 子宫及宫颈矢状切面；B. 输卵管癌病灶声像；UT：子宫体；CX：宫颈；M：输卵管癌病灶；箭头：输卵管癌病灶

多普勒可记录到低阻力动脉血流频谱。

【鉴别诊断】

输卵管癌需与卵巢肿瘤相鉴别，若可见双侧正常结构的卵巢则有助于鉴别诊断；输卵管癌与慢性附件炎症性肿块难以鉴别，对于绝经后阴道大量排液的患者应警惕输卵管癌。

【注意事项】

输卵管癌发病率低，超声图像无特异性，术前诊断较困难。对本病的警惕是诊断的关键，应特别注意绝经后阴道排液的病史。

第九章 外阴、阴道病变的超声诊断

第一节 外阴、阴道先天性发育异常

【扫查方法】

外阴、阴道先天性发育异常(vulvo-vaginal congenital anomalies)采用经腹、经会阴或经直肠联合扫查方法。已婚者需联合经阴道扫查。

【超声诊断要点】

1. 先天性无阴道及阴道闭锁 经腹部扫查时,在宫颈下方、尿道后方、直肠前方未能显示高回声的阴道气线及低回声阴道壁;或虽可探及部分阴道回声但阴道气线不清晰或很细,常合并先天性无子宫或子宫发育不良(图 9-1)。

2. 阴道斜隔 部分双子宫双宫颈畸形伴有双阴道,阴道隔膜位于中部,当隔膜远端偏离中线斜行时,与阴道外侧壁融合,形成阴道斜隔,此时一侧阴道腔为盲端。多数情况下需经会阴或阴道扫查,在斜隔侧因有积血衬托可显示低回声的隔结构及对侧宫颈(图 9-2)。阴道斜隔常伴有斜隔侧肾脏缺失,称为阴道斜隔综合征。

3. 处女膜或阴道下段闭锁 盆腔内子宫、宫颈下方见长圆形囊状液性暗区,内为无回声或细小密集的云雾状低回声,为扩张的阴道;伴宫腔积血时,宫颈扩张,宫腔内的液性暗区与阴道内液性暗区相通(图 9-3);严重时宫旁可见囊性肿块,为输卵管积血和(或)卵巢子宫内膜异位囊肿。经会阴扫查可

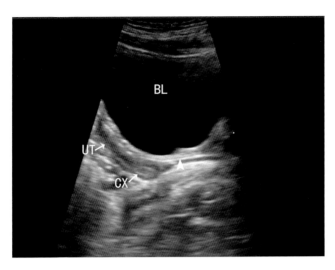

图 9-1　先天性阴道闭锁声像（合并子宫发育不良）

经腹子宫、宫颈及阴道矢状切面。UT:子宫体;CX:宫颈;BL:膀胱;箭:子宫及宫颈发育不良;箭头:阴道闭锁

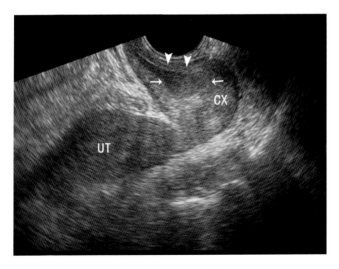

图 9-2　阴道斜隔声像

子宫、宫颈及阴道矢状切面。UT:子宫体;CX:宫颈;箭:阴道内积血;箭头:阴道斜隔

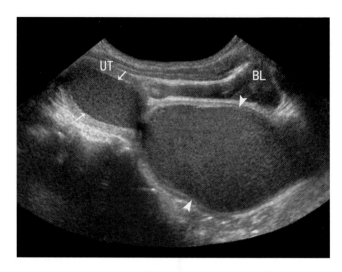

图 9-3　处女膜闭锁宫腔、阴道积血声像

UT:子宫体;BL:膀胱;箭头:宫颈及阴道内积血

以帮助鉴别处女膜闭锁抑或阴道闭锁,测量闭锁段的厚度可指导临床处理。

【鉴别诊断】

1. 阴道斜隔需与阴道壁囊肿鉴别,前者有月经淋漓不尽及生殖道反复感染病史,多数合并双宫颈。

2. 因生殖道闭锁或梗阻导致的子宫、输卵管积血及盆腔子宫内膜异位囊肿需与盆腔炎症输卵管积脓、积液鉴别,结合月经异常史较易鉴别。

【注意事项】

1. 经会阴扫查是盆底结构超声检查的手段,也是诊断外阴阴道发育异常的重要途径。经会阴扫查可以更清楚地判断阴道的长度、闭锁处女膜或阴道的厚度,了解复杂先天泌尿生殖膈的发育异常。

2. 外阴阴道发育异常绝大多数有先天闭经或月经异常的病史,其准确诊断必须结合临床病史和体征。

3. 外阴阴道发育异常多数合并先天性子宫及泌尿系统

畸形,超声检查发现阴道斜隔时应注意检查双侧肾脏,有无一侧肾缺如,以排除阴道斜隔综合征。

第二节　阴道壁囊肿

【扫查方法】

阴道壁囊肿(vaginal cyst)可采用经腹、经会阴、经阴道或经直肠等扫查方法。

【超声诊断要点】

经腹扫查时,在子宫颈下方阴道内可见椭圆形无回声或极低回声的囊性结构,突入阴道腔,使阴道闭合气线弯曲(图9-4);经阴道扫查可显示囊肿边界清晰,内壁光滑;若为阴道壁子宫内膜异位囊肿则囊内可见云雾状低回声。

【鉴别诊断】

与周边邻近组织囊性病变例如阴道斜隔等鉴别,见本章

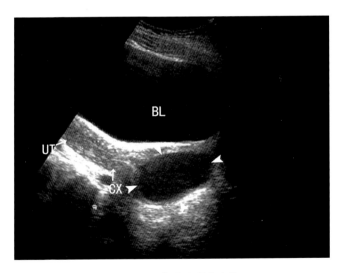

图9-4　阴道后壁囊肿声像

经腹子宫及阴道矢状切面。UT:子宫体;CX:宫颈;BL:膀胱;
箭头:阴道后壁囊肿

第一节。

【注意事项】

经阴道扫查时探头应缓慢进入连续观察,进入太快容易漏诊阴道壁囊肿;对于阴道中、下段囊肿应重视妇科检查提供的信息。

第三节　阴 道 肿 瘤

【扫查方法】

阴道肿瘤(vaginal tumor)采用经腹、经会阴、经阴道及经直肠扫查方法。

【超声诊断要点】

1. 阴道实性肿瘤多为阴道壁平滑肌瘤,超声表现为宫颈下方、阴道内实性肿块,边界清晰,内为衰减回声,有时呈结节分叶状,宫颈轮廓清,结构正常。阴道良性实性肿瘤 CDFI 可显示来自阴道壁的供血血管进入肿瘤内(图 9-5),瘤内散在分布条状血流信号,血流频谱与肌瘤相似。

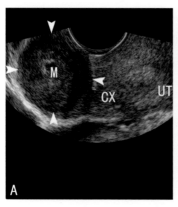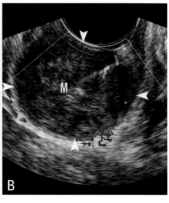

图 9-5　阴道平滑肌瘤灰阶和 CDFI 声像

A. 阴道平滑肌瘤灰阶声像;B. 阴道平滑肌瘤 CDFI 声像;CX:宫颈; M:阴道平滑肌瘤;箭头:阴道平滑肌瘤

2. 恶性阴道肿瘤超声表现为阴道区不均质低回声肿块，边界不清、形态不规则，肿瘤较大时将子宫推向腹腔，当肿瘤侵犯宫颈使宫颈、阴道结构难辨时，超声检查难以与宫颈癌鉴别。恶性阴道肿瘤 CDFI 显示肿块内血流信号丰富，并可记录到低阻力动脉血流频谱。

【鉴别诊断】

恶性阴道肿瘤与宫颈癌鉴别，可根据病灶供血来源鉴别，但晚期癌肿通常难以鉴别。

【注意事项】

1. 经阴道扫查时探头应缓慢进入连续观察，进入太快容易漏诊较小的肿瘤病灶。

2. 较大的阴道肿瘤病灶无法与宫颈肿瘤和直肠肿瘤侵犯阴道鉴别。

第十章 其他盆腔、盆底病变的超声诊断

第一节 盆腔子宫内膜异位症

【简介】

内膜异位症的临床病理类型包括腹膜型、卵巢型、深部浸润型和其他部位型。临床症状通常表现为经期下腹或腰骶部疼痛,轻者仅有腰骶部酸胀感。腹膜型子宫内膜异位症超声检查无法诊断,多为术中直视下诊断,卵巢型子宫内膜异位症即卵巢子宫内膜异位囊肿,已在卵巢病变一节中介绍。

【扫查方法】

盆腔子宫内膜异位症(pelvic endometriosis)应结合经腹、经会阴及经阴道超声扫查诊断,病灶较小时需应用高频探头扫查;扫查部位应根据相应症状针对性进行扫查。

【超声诊断要点】

1. 深部浸润型子宫内膜异位症 特指病灶浸润深度≥5mm的子宫内膜异位症,常见于子宫骶韧带、直肠子宫陷凹、阴道穹窿、阴道直肠隔等,表现为相应部位异常声像改变。不同生长部位可有不同声像图表现,异位病灶表现为子宫旁低回声或无回声囊性病灶,形态规则或不规则,其大小、形态、内部回声可随月经周期发生变化(图10-1)。

2. 腹壁瘢痕子宫内膜异位病灶 腹壁瘢痕上各层均可发生,局部腹壁增厚,病灶呈梭形或椭圆形,边界较模糊,内部为不均质低回声(图10-2)。扫查时病灶局部有压痛。

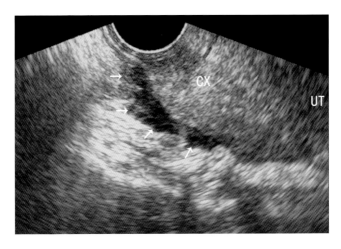

图 10-1 盆腔腹膜深部浸润型子宫内膜异位症声像

CX:宫颈;UT:子宫体;箭:盆腔腹膜深部浸润型子宫内膜异位病灶

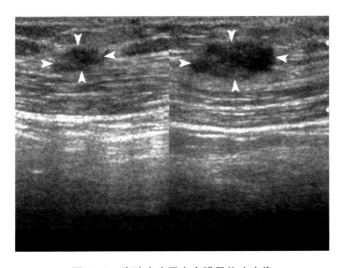

图 10-2 腹壁瘢痕子宫内膜异位症声像

箭头:腹壁瘢痕子宫内膜异位病灶

3. 宫颈子宫内膜异位病灶 表现为宫颈组织内圆形、类圆形边界尚清的无回声区,内透声差,内壁粗糙。

4. 膀胱、直肠壁及会阴侧切瘢痕处子宫内膜异位病灶表现为相应部位的局限性低回声结节。

5. CDFI 显示子宫内膜异位病灶囊内均无血流信号,仅于囊壁上可见少量血流信号,呈中等阻力动脉血流频谱。

【鉴别诊断】

深部子宫内膜异位症需与相应部位占位性病变或转移性肿瘤鉴别,膀胱壁子宫内膜异位症与直肠壁子宫内膜异位症更应与膀胱内占位性病变及直肠肿瘤鉴别。子宫内膜异位病灶无论是囊性或实性回声,病灶内均极少或无血流信号,且其大小或囊内回声随月经周期变化可能发生改变,可根据周期性局部疼痛和随月经周期发生声像改变等特征辅助判断。

【注意事项】

1. 盆腔子宫内膜异位症需紧密结合痛经病史和妇科双合诊检查有局部触痛病史,有针对性地扫查寻找病灶。病灶较小、无临床症状时,超声无法检测出来。

2. 采用经阴道扫查,直径为 1cm 以上的囊性异位灶有可能检查出来,但位于盆腹腔较高部位的小病灶仍然难以发现。

3. 对于腹壁瘢痕及会阴侧切瘢痕处子宫内膜异位病灶借助高频探头扫查可提高诊断率。

第二节 子宫切除术后盆腔

【扫查方法】

经阴道超声结合经腹超声扫查。经阴道扫查可以更清晰地观察残留的宫颈及双侧附件等结构。

【超声诊断要点】

1. 术后正常盆腔表现 可见盆腔正中、膀胱后方无子宫体结构,子宫全切除者可见低回声阴道壁及高回声阴道闭合气线,子宫次全切者在膀胱后方可以显示宫颈结构,若保留卵巢,在附件区还可能扫查到卵巢结构。

2. 术后并发症超声表现

(1)阴道残端血肿:阴道残端上方或一侧见不均回声肿块,形态不规则,边界欠清,内可见云雾状低回声及絮状高回声(图 10-3),CDFI 显示病灶内无明显血流信号。

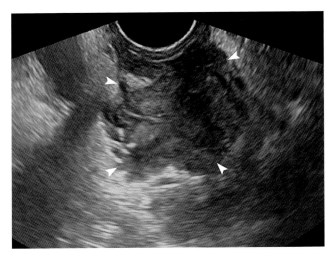

图 10-3 全宫切除术后阴道残端血肿声像

经阴道扫查全子宫切除术后盆腔。箭头:阴道残端血肿

(2)盆腔积液、积脓:阴道残端上方云雾状低回声或无回声,形态不规则,CDFI 显示病灶内无明显血流信号。

(3)盆腔淋巴管囊肿:髂血管旁椭圆形囊性占位,其内大部分为液性无回声,囊内可有细带状或点状回声(图 10-4),但 CDFI 无明显血流信号。

(4)恶性肿瘤术后复发:阴道上方实性肿块,边界不清,形态较规则,内多呈实性均匀或不均低回声(图 10-5);CDFI 显示病灶内较丰富血流信号,频谱多普勒超声显示呈低阻力动脉血流频谱。

【鉴别诊断】

阴道残端血肿机化时,应与肿瘤复发、残留宫颈等鉴别,肿瘤复发病灶内血流信号较丰富,残留宫颈可辨宫颈管结构;

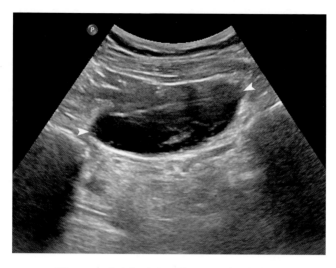

图 10-4 全宫切除术后盆腔淋巴管囊肿声像

经腹扫查全子宫切除后盆腔。箭头:淋巴管囊肿

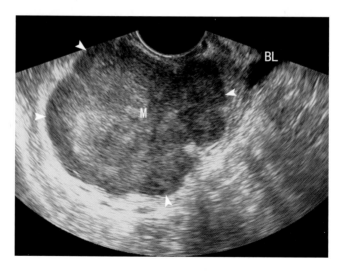

图 10-5 子宫肉瘤术后阴道残端复发声像

M:子宫肉瘤复发病灶;BL:膀胱;箭头:子宫肉瘤复发病灶

盆腔腹膜囊肿应与巨大卵巢囊肿、输卵管积水等鉴别,仔细辨别卵巢结构及积液形态特征有助于鉴别。

【注意事项】

子宫切除术后盆腔超声检查前,必须了解病变的病理诊断,了解手术切除的范围,切除和保留的内容,以及手术后有无腹痛发热等病史,帮助判断术后盆腔内异常占位病变。

第三节　盆底功能障碍性疾病

【扫查方法】

1. 盆底功能障碍性疾病(pelvic floor dysfunction)可采用经会阴、经阴道及经直肠超声检查。检查前应排空大便,避免肠气干扰;膀胱适度充盈(以膀胱容量小于 50ml 为宜),清楚显示膀胱颈和膀胱后底部。

2. 经会阴检查时,探头应紧贴会阴部,避免探头与会阴之间存在气体造成伪像。使用腔内探头观察前盆腔时尽可能显示清楚耻骨联合中轴线、耻骨联合后下缘;观察后盆腔时,探头需向背尾侧偏移并指向肛管方向。使用经腹部探头观察盆腔时,应分开双侧大阴唇,将探头放置在阴唇之间,矢状面清晰显示耻骨联合、尿道、尿道内口及肛门括约肌等结构。

3. 操作步骤　取盆底正中矢状切面、旁矢状切面、横切面及轴平面观察(图 10-6~ 图 10-8)。静息状态下成像 1 次,最大 Valsalva 动作及缩肛动作分别成像 2~3 次。

【超声诊断要点】

1. 灰阶超声表现

(1) 压力性尿失禁:最大 Valsalva 动作时,部分患者尿道内口可呈漏斗形,膀胱尿道后角开放,常大于 140°,尿道倾斜角常增大至 60°,甚至达 90° 以上,膀胱颈活动度明显增加。

(2) 前盆腔器官脱垂:在最大 Valsalva 动作时,膀胱颈活动度增加,达到或低于耻骨联合后下缘;膀胱后壁下降至耻骨联合后下缘甚至脱到阴道外口(图 10-9)。

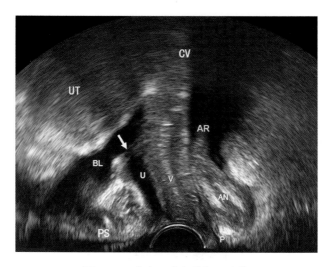

图 10-6　盆底正中矢状切面声像

盆底正中矢状切面,由腹侧至背侧依次显示:耻骨联合(PS)、尿道(U)、膀胱颈(箭)、膀胱(BL)、阴道(V)、宫颈(CV)、直肠壶腹部(AR)、肛管(AN)和会阴体(P)。

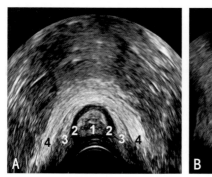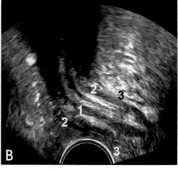

图 10-7　直肠肛管横切面及纵切面声像

A. 直肠肛管横切面;B. 直肠肛管纵切面。1:肛管高回声的"黏膜星";2:低回声的肛门内括约肌;3:高回声的肛门外括约肌;4:"U"型肛提肌

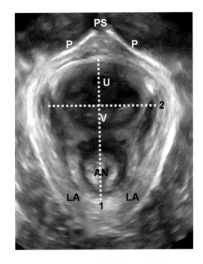

图 10-8　盆底三维轴切面声像

经会阴三维超声显示盆底轴切面,在此平面上可以测量肛提肌裂孔前后径(虚线 1)和横径(虚线 2)。PS:耻骨联合;P:耻骨;U:尿道;V:阴道;AN:肛管;LA:肛提肌

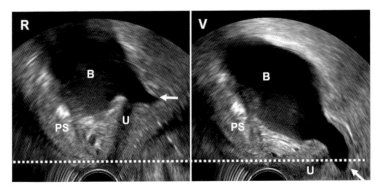

图 10-9　前盆腔器官脱垂声像

R 为静息状态;V 为最大 Valsalva 动作时,膀胱颈及膀胱膨出至耻骨联合下缘。PS:耻骨联合;U:尿道。箭:膀胱颈

（3）中盆腔器官脱垂：最大 Valsalva 动作时，宫颈或阴道穿窿（小肠或腹膜脂肪）沿阴道下降，达到或低于耻骨联合后下缘，甚至脱到阴道外口（图 10-10）。

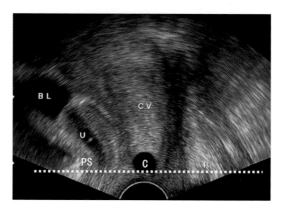

图 10-10　中盆腔器官脱垂声像

在做最大 Valsalva 动作时子宫沿阴道下降，宫颈位于耻骨联合后下缘之下。PS：耻骨联合；U：尿道；BL：膀胱；CV：宫颈；C：宫颈囊肿；R：直肠

（4）后盆腔脏器脱垂：最常见是直肠前壁膨出，在最大 Valsalva 动作时，直肠前壁向前呈囊状向阴道内突出，膨出物与肛管约呈 90° 夹角（图 10-11）。

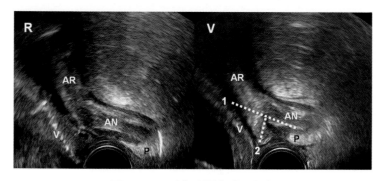

图 10-11　后盆腔器官脱垂声像

R：静息状态，V：最大 Valsalva 动作时，直肠前壁向前呈囊状向阴道内突出。1：肛管前壁延长线；2：直肠突出高度；AR：直肠壶腹部；AN：肛管；P：会阴体

（5）肛提肌损伤：静息状态下，可见耻骨直肠肌前部与耻骨降支完全或部分分离，损伤处肌纤维回声紊乱或中断，呈低回声或不均匀回声。缩肛运动时断端更明显，无明显增厚。

（6）肛门括约肌损伤：盆底矢状切面及横切面上可见括约肌损伤部位连续性中断，损伤累及黏膜时，可见肛管黏膜自损伤部位膨出。

2. 三维超声表现

（1）肛提肌裂孔扩张：两侧耻骨直肠肌向侧方膨隆，肛提肌裂孔呈"O"形扩大，合并膀胱脱垂时阴道内可见球样无回声；合并直肠膨出时在阴道内可见高回声的肠内容物。

（2）肛提肌损伤：通过不同的成像模式（多平面模式、容积模式等）可直接显示肛提肌的损伤，此外肛提肌裂孔不对称、肛提肌-尿道间隙增大往往也提示存在肛提肌的损伤。

【注意事项】

1. Valsalva 动作时可见膀胱尿道连接部向背尾侧位移，动作一般持续至少 5 秒；缩肛运动时可见膀胱尿道连接部向头腹侧位移。在最大 Valsalva 动作时，探头应随盆腔器官的下移而向后向下移动，以保证不妨碍脱垂器官下移且能显示脱垂器官的最低点。

2. 灰阶超声观察肛提肌时，总增益应相对降低，有利于肌束的显示；在扫查过程中应始终显示耻骨直肠肌在耻骨降支的附着点。

第十一章 生殖与不孕超声

第一节 不孕症中卵巢功能的评估

【简介】

部分原发性不孕的病因可能是由于卵泡发育连续过程的某一步骤发生障碍所致。连续动态超声检查结合血激素水平监测可发现卵泡募集、发育、选择、成熟、排卵过程的细微缺陷。超声对不孕症卵巢功能评估包括卵泡发育的监测、卵泡储备功能的评估和判断卵巢不敏感综合征。

【扫查方法】

应采用经阴道超声检查,有条件者可联合三维超声。

【检查时机】

1. 卵泡发育监测 月经规律者,在月经周期的9、11、13、14天至排卵日行经阴道超声检查;月经周期不规则者:先观察卵巢大小,根据卵巢内的卵泡大小来判断超声检查时间,卵泡直径≤1.2cm可3天或1周复查1次,卵泡直径>1.5cm,应每天监测1次直至排卵。

2. 评估卵巢储备功能 包括窦状卵泡计数和卵巢容积测量。窦状卵泡计数多在月经期第3~7天进行,可用于预测卵巢刺激后可能发育的直径约2~8mm的卵泡数目。

3. 判断卵巢不敏感综合 使用外源性促性腺激素后观察卵泡发育。

【超声诊断要点】

1. 卵泡发育监测

（1）正常卵泡：成熟卵泡呈圆形、透声好、张力好，直径 >18mm，凸于卵巢表面（图 11-1），有时其内可见点状实性回声卵丘；自然周期卵泡生长率 1.7~3mm/d，促排卵周期卵泡生长率 2.5~2.7mm/d，排卵前 4~5 天增长率约为 2mm/d，排卵时卵泡直径约 20mm；排卵表现包括：卵泡消失、缩小、塌陷，子宫直肠陷凹积液，内膜回声由三线征变为中等回声或稍高回声，内膜增厚 >6mm。CDFI 显示卵巢动脉频谱受血清内激素水平影响，卵巢动脉 RI 值在排卵前一天开始下降，排卵时达最低点，此后阻力上升。

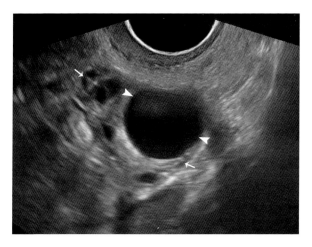

图 11-1　成熟卵泡声像

箭：卵巢；箭头：成熟卵泡

（2）卵泡发育异常

1）卵泡发育不良：卵巢形态可正常，血雌激素水平正常，但超声检查未见明显的优势卵泡。

2）闭锁卵泡：卵泡后期超声检查发现较大的优势卵泡（22mm），壁薄、张力低，但患者雌激素水平低下，这种卵泡不会发生排卵（图 11-2）。

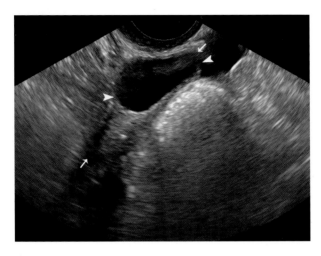

图 11-2 闭锁卵泡声像

箭:卵巢;箭头:闭锁卵泡

3）黄素化卵泡未破综合征:优势卵泡长至排卵前大小,但不破裂,不排卵,卵泡腔持续存在,卵泡壁较厚,呈特征性的黄体囊肿改变(图 11-3)。

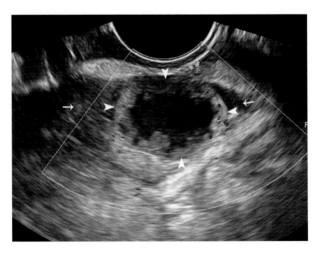

图 11-3 黄体化卵泡未破裂声像

箭:卵巢;箭头:黄体化卵泡未破裂

4）出血性无排卵卵泡:优势卵泡长至较正常排卵前卵泡大而无排卵,因卵泡壁毛细血管血液溢至卵泡腔内,卵泡壁未明显黄体化,壁较薄,呈高回声(图 11-4)。

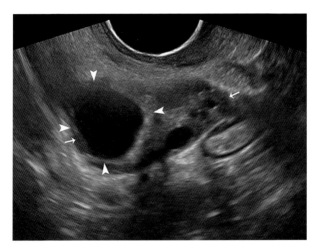

图 11-4 出血性无排卵卵泡声像
箭:卵巢;箭头:出血性无排卵卵泡

5）卵泡发育异常的无排卵性不孕症,卵巢动脉 RI 值一直维持在较高水平。

2. 卵巢储备功能评估

（1）卵泡早衰:表现为卵巢小、卵泡无周期性变化,仅卵巢皮质见一些小于 1mm 的卵泡。

（2）卵巢刺激前直径小于 10mm 的卵泡少于 5 个的病人,发生卵巢刺激反应低下的可能性较大。

（3）卵巢容积缩小、窦状卵泡数目减少以及年龄增加,与卵泡刺激素水平增加有明确的关系,提示卵巢储备功能较低。

3. 卵巢不敏感综合征 双侧卵巢小,内见少数几个卵泡,直径均 <10mm,使用外源性促性腺激素也很难使卵泡发育及排卵。

第二节　不孕症中输卵管通畅性的评估

输卵管为一对弯曲而细长的肌性管道,是卵子和精子结合的场所,也是运送受精卵的通道。常见导致不孕症的输卵管病变包括输卵管发育异常(单、双侧输卵管缺如、发育不全、输卵管闭锁、中段缺失)和输卵管炎症。有明显形态学改变的输卵管疾病可通过超声检查发现和诊断,见第八章,但临床上大多数输卵管梗阻或功能异常导致的不孕则常规超声检查无法诊断,需采用其他影像学检查辅助诊断。子宫输卵管超声造影(hysterosalpingo-contrast sonography,HyCoSy)可作为评估输卵管通畅性的重要手段,具体参见中国医师协会超声造影相关指南。

第三节　不孕症中子宫内膜容受性的评估

【简介】

对不孕患者评估子宫内膜的容受性(ER)很重要。该评估的基础是内膜的厚度、内膜的结构,以及子宫动脉血流指标。临床上可通过解剖学参数(内膜厚度、回声类型、内膜容积)、生理学参数(子宫动脉及内膜下血流参数)来评价子宫内膜的容受性,并用以指导超声监测、促排卵方案的调整及促排卵周期人绒毛膜促性腺激素日的选择。

【扫查方法】

采用经阴道超声检查。

【超声诊断要点】

1. 子宫内膜厚度　适合胚胎着床的内膜在排卵期的最佳厚度≥10mm,当内膜厚度<5mm时则无妊娠发生。

2. 子宫内膜回声类型　正常情况下子宫内膜随月经周期的变化为,月经后子宫内膜为菲薄的带状高回声(A型);卵泡中期内膜功能层和基底层分界清晰(B型);排卵前期内膜功能层与基底层分界清晰,与宫腔闭合线一起呈典型的"三线"征(C型),分泌期因子宫内膜腺体的分泌,内膜呈均质的高回声(D型),宫腔内见流动的回声为月经来潮(M型)(图2-2)。卵巢和子宫的同步与否通常能提示性激素的分泌是否正常。优势卵泡达排卵前直径,而子宫内膜菲薄、呈高回声表明血中雌激素水平低下;内膜增生而未见相应的卵泡或黄体则提示其他问题。

3. 子宫动脉及内膜下血流参数　目前最常用的指标为子宫动脉血流搏动指数(PI)和阻力指数(RI),一般认为PI、RI过高,反映血流阻力增高,子宫血流灌注差,可能是导致妊娠率低下的原因之一。

【注意事项】

有关内膜厚度、回声结构及子宫血流指标的预测价值仍存在争议。超声检查结果符合上述内膜容受性降低的判断标准时,可采取相应措施改善内膜及子宫功能状况。

第四节　卵巢过度刺激综合征

【简介】

卵巢过度刺激综合征(ovarian hyperstimulate syndrome,OHSS)是指应用药物诱发超排卵过程中对卵巢刺激过度,卵巢内有多数过大的不破裂卵泡,因分泌大量雌二醇以及HCG的应用引起胸腹水、尿少、血液浓缩、电解质紊乱、肝肾功能受损等所致的一系列症状和体征,也是辅助生育技术中常见的医源性并发症。超声监测对OHSS的诊断和预防有积极的意义,在治疗过程中定期超声检查有助于监视病情变化。根据临床表现与实验室检查,OHSS分为轻、中和重度。

【超声诊断要点】

卵巢明显增大,卵巢内因含大量大小不等的卵泡和黄素化囊肿,呈多房囊肿样改变。囊壁菲薄,囊腔形态因相互挤压而不规则,囊内多为液性无回声,囊腔大小一般在2~6cm。轻度 OHSS 卵巢直径 <5cm,中度 OHSS 卵巢直径 5~10cm,重度 OHSS 卵巢直径 ≥10cm。卵巢内多房状的分隔上有条状、分支状血管分布,血流速度较高,可达 50cm/s,呈中等或低阻力频谱(图 11-5)。盆腹腔内可见大量液性暗区,严重时胸腔内也可见液性暗区。

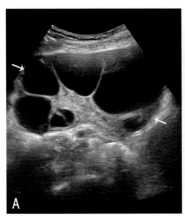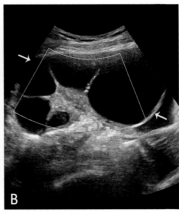

图 11-5 OHSS 卵巢灰阶与 CDFI 声像

A. OHSS 卵巢灰阶声像;B. OHSS 卵巢 CDFI 声像;长箭:双侧卵巢增大、呈多囊样改变

【鉴别诊断】

OHSS 卵巢的多囊状改变应与多房性的卵巢囊腺瘤鉴别,根据有促排卵的病史较易鉴别。

【注意事项】

OHSS 为临床诊断,超声检查需结合临床症状、体征和实验室检查结果才能下诊断。

参考文献

[1] Callen PW. Ultrasoundgraphy in obstetrics and gynecology. 4th ed. Philadephia:W.B. Saunders Company,2015.

[2] Berek JS. Berek &Novak's Gynecology. 15th ed. USA:Lippincott Williams & Wilkins,2011.

[3] Cunningham FG,Leveno KJ,Bloom SL,et al. Williams Obstetrics. 23th ed. USA:McGraw-hill Medical Publishing Division,2010.

[4] Moini A,Mohammadi S,Hosseini R. Accuracy of 3-dimensional sonography for diagnosis and classification of congenital uterine anomalies. J Ultrasound Med,2013,32(6):923-927.

[5] Lurain JR. Gestational trophoblastic disease I:epidemiology,pathology, clinical presentation and diagnosis of gestational trophoblastic disease, and management of hydatidiform mole. Am J ObstetGynecol,2010,203 (6):531-539.

[6] SalimS,Won H,Nesbitt-Hawes E,et al. Diagnosis and management of endometrial polyps:a critical review of the literature. J Minim Invasive Gynecol,2011,18(5):569-581.

[7] Naftalin J,Jurkovic D. The endometrial-myometrial junction:a fresh look at a busy crossing. Ultrasound ObstetGynecol,2009,34(1):1-11.

[8] Nalaboff KM,Pellerito JS,Ben-Levi E. Imaging the endometrium: disease and normal variants. Radiographics,2001,21(6):1409-1424.

[9] Jokubkiene L,Sladkevicius P,Valentin L. Transvaginal ultrasound examination of the endometrium in postmenopausal women without vaginal bleeding. Ultrasound ObstetGynecol,2015,3(4): 385-386.

[10] Jacobs I,Gentry-Maharaj A,Burnell M,et al. Sensitivity of transvaginal ultrasound screening for endometrial cancer in postmenopausal women: a case-control study within the UKCTOCS cohort. Lancet Oncol,2011, 12(1):38-48.

[11] Valentin L. Ultrasound deserves to play a prominent role in the diagnosis

and management of endometrial cancer. Ultrasound ObstetGynecol, 2014,43(5):483-487.

[12] Miranda NC, Podolsky ML. Cervical Cancer Screening. Obstet Gynecol, 2016,128(1):205.

[13] Berry J, Davey M, Hon MS, et al. Optimising the diagnosis of ectopic pregnancy. J Obstet Gynaecol, 2016,36(4):437-439.

[14] Atri M. Ectopic Pregnancy versus corpus luteum cyst revisited:best Doppler predictors. J Ultrasound Med, 2003,22(11):1181-1184.

[15] Richardson A, Gallos I, Dobson S, et al. Accuracy of first-trimester ultrasound in diagnosis of tubalectopic pregnancy in the absence of an obvious extrauterine embryo:systematic review and meta-analysis. Ultrasound ObstetGynecol, 2016,47(1):28-37.

[16] Hu M, Poder L, Filly RA. Impact of new society of radiologists in ultrasound early first-trimester diagnostic criteria for nonviable pregnancy. J Ultrasound Med, 2014,33(9):1585-1588.

[17] Kaijser J, Sayasneh A, Van Hoorde K, et al. Presurgical diagnosis of adnexal tumours using mathematical models and scoring systems:a systematic review and meta-analysis. Hum Reprod Update, 2014,20(3): 449-462.

[18] Suh-Burgmann E, Hung YY, Kinney W. Outcomes from ultrasound follow-up of small complex adnexal masses in women over 50. Am J ObstetGynecol, 2014 Dec, 211(6):623.

[19] Kaijser J, Bourne T, Valentin L, et al. Improving strategies for diagnosing ovarian cancer:a summary of the International Ovarian Tumor Analysis (IOTA) studies. Ultrasound ObstetGynecol, 2013,41 :9-20.

[20] Donaldson CK. Acute Gynecologic Disorders. Radiol Clin North Am, 2015,53(6):1293-1307.

[21] Fedele L, Bianchi S, Dorta M, et al. Transvaginal ultrasonography in the differential diagnosis of adenomyoma versus leiomyoma. Am J ObstetGynecol, 1992,167(3):603-606.

[22] Ma X, Zhao Y, Zhang B, et al. Contrast-enhanced ultrasound for differential diagnosis of malignant and benign ovarian tumors: systematic review and meta-analysis. Ultrasound ObstetGynecol, 2015, 46(3):277-283.

[23] Rey-Bellet Gasser C, Gehri M, Joseph JM, et al. Is It Ovarian Torsion?

A Systematic Literature Review and Evaluation of Prediction Signs. Pediatr Emerg Care,2016,32(4):256-261.

［24］Kupesic S,Kurjak A,Pasalic L,et al. The value of transvaginal color Doppler in the assessment of pelvic inflammatory disease. Ultrasound Med Biol,1995,21(6):733-738.

［25］Haratz-Rubinstein N,Russell B,Gal D. Sonographic diagnosis of fallopian tube carcinoma. Ultrasound ObstetGynecol,2004,24(1):86-88.

［26］Piessens S,Healey M,Maher P,et al. Can anyone screen for deep infiltrating endometriosis with transvaginal ultrasound. Aust N Z J ObstetGynaecol, 2014,54(5):462-468.

［27］Dietz HP. Ultrasound imaging of the pelvic floor. Part Ⅰ:two-dimensional aspects. Ultrasound ObstetGynecol,2004,23(1):80-92.

［28］Dietz HP. Ultrasound imaging of the pelvic floor. Part Ⅱ:three-dimensional or volume imaging. Ultrasound ObstetGynecol,2004,23(6):80-92.

［29］Dietz HP,Bernardo M,Kirby A,et al. Minimal criteria for the diagnosis of avulsion of the puborectalis muscle by tomographic ultrasound. Int Urogyneeol,2010,24(2):879-881.

［30］Stone DE,Quiroz LH. Ultrasound Imaging of the Pelvic Floor. ObstetGynecol Clin North Am,2016,43(1):141-153.

［31］Hershko-Klement A,Tepper R. Ultrasound in assisted reproduction: a call to fill the endometrial gap. Fertil Steril,2016,105(6):1394-1402.

［32］Andreotti RF,Fleischer AC. Practical applications of 3D sonography in gynecologic imaging. Radiol Clin North Am,2014,52(6):1201-1213.

［33］Fischerova D,Cibula D. Ultrasound in gynecological cancer:is it time for re-evaluation of its uses? Curr Oncol Rep,2015,17(6):28.

［34］王海燕,唐军.妇科疾病超声诊断图谱.北京:人民军医出版社, 2015.

［35］郭万学.超声医学.第6版.北京:人民军医出版社,2014.

［36］中国医师协会超声医师分会.产前超声和超声造影检查指南.北京:人民军医出版社,2013.

［37］谢幸,苟文丽.妇产科学.第8版.北京:人民卫生出版社,2013.

［38］丰有吉,沈铿.妇产科学.第2版.北京:人民卫生出版社,2011.

［39］帕帕皮托斯．盆底超声学图谱．王慧芳,谢红宁,译．北京:人民卫生出版社,2011.

［40］乐杰．妇产科学．第 7 版．北京:人民卫生出版社,2008.

［41］吴钟瑜．实用经阴道超声诊断学．天津:天津科技翻译出版公司,2008.

［42］张武．现代超声诊断学．北京:科学技术出版社,2008.

［43］吴钟瑜．新编实用妇产科超声学．天津:天津科技翻译出版公司,2007.

［44］张晶．超声妇产科疑难病例解析．北京:科学技术文献出版社,2006.

［45］谢红宁．妇产科超声诊断学．北京:人民卫生出版社,2005.

［46］张缙熙．新编超声诊断问题．北京:科学技术文献出版社,2005.

［47］吴钟瑜,焦彤,车国卿．妇产科超声鉴别诊断图谱．南昌:江西科学技术出版社,2003.

［48］常才．经阴道超声诊断学．北京:科学出版社医药卫生出版分社,1999.

［49］中华医学会妇产科分会．关于女性生殖器官畸形统一命名和定义的中国专家共识．中华妇产科杂志,2015,50(9):648-651.

［50］陈秋月,吕国荣．GI-RADS 分类在妇科附件肿块诊断中的应用．中国超声医学杂志,2013,26(6):527-530.